Petra Silberbauer

Schwangerschaft – Entspannung für die werdende Mama

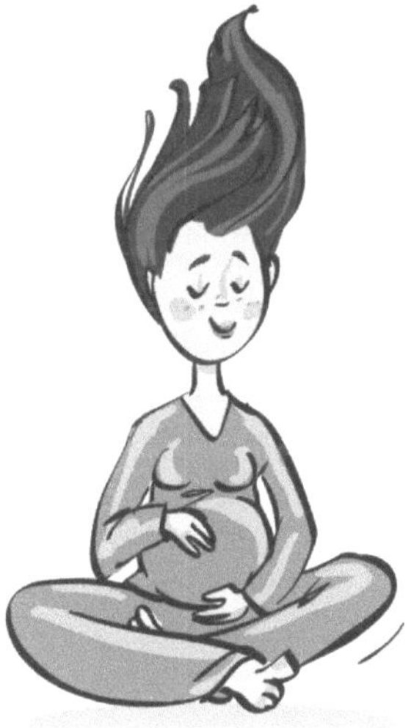

Jede Woche
meine Schwangerschaft
entspannt erleben und mit
40 Meditationen genießen

Rechtliche Hinweise

Bibliographische Information der Deutschen Nationalbibliothek

Die Deutsche Nationalbibliothek verzeichnet diese Publikation in der deutschen Nationalbibliographie; detaillierte bibliographische Daten sind im Internet über http://dnb.d-nb.de abrufbar.

Layout und Satz des Buches: Angelina Schulze

Korrekturlesen: Sonja Esser

Umschlaggestaltung: Angelina Schulze

Coverbild: © nataliahubbert – Adobe Stock

Verlag:
Angelina Schulze Verlag
Am Mühlenkamp 15, 38268 Lengede
verlag@angelina-schulze.com
https://angelina-schulze-verlag.de

1. Auflage Januar 2023

ISBN: 978-3-96738-219-8

Inhaltsverzeichnis

Einleitung

Dieses Buch soll für Sie ein Wegbegleiter durch Ihre Schwangerschaft sein. Ich würde mich freuen, wenn ich Sie in dieser Zeit begleiten dürfte.

Es ist eine Möglichkeit Körper und Geist in Einklang zu bringen und in Kontakt mit Ihrem ungeborenen Kind zu treten. Eine kleine Auszeit, um wieder Energie aufzutanken. Eine kleine Auszeit, um Verspannungen zu lösen und den Atem zu beruhigen.

In meiner Zeit als Autorin habe ich weit über 400 Texte geschrieben, die man in meinen Büchern findet. Die Texte entstanden aus meinen Gedanken und sind einzigartig. Bei der Anzahl kann es sein, dass man Ähnlichkeiten im Netz findet. Dies wäre rein zufällig.

Wenn Sie meine Bücher kennen, werden Sie Ähnlichkeiten mit anderen Geschichten finden. Ich habe versucht, Sie passend für die Schwangerschaft abzuändern. Ferner verwende ich dabei die Du-form.

Ich möchte Ihnen ein paar Entspannungstechniken vorstellen.
Finden Sie heraus, was Ihnen guttut.

Dieses Buch ist kein Garant für Entspannung. Es soll Ihnen Ideen auf dem Weg dorthin geben. Diese Texte ersetzen keinen Arztbesuch. Sollten Sie beim Lesen Unwohlsein verspüren oder sollten in irgendeiner Form Probleme auftreten, brechen Sie bitte sofort ab.

Nun wünsche ich Ihnen eine gute Entspannung und eine gut verlaufende Schwangerschaft.

Ich wünsche Ihnen eine sanfte Geburt und viel Freude mit Ihrem Kind auf Ihrem gemeinsamen Lebensweg.

Atmung und Atemmeditation

Es folgen ein paar Atemübungen und Atemmeditation.

Bitte führe sie nur so intensiv aus, wie es Dir dabei gut geht.

Sollte ein Unwohlsein entstehen, breche bitte sofort ab und suche Dir ärztliche Hilfe.

Solltest Du Dir unsicher sein ob diese Übungen für Dich noch gut sind, halte bitte Rücksprache mit Deiner Hebamme oder Deinem Arzt.

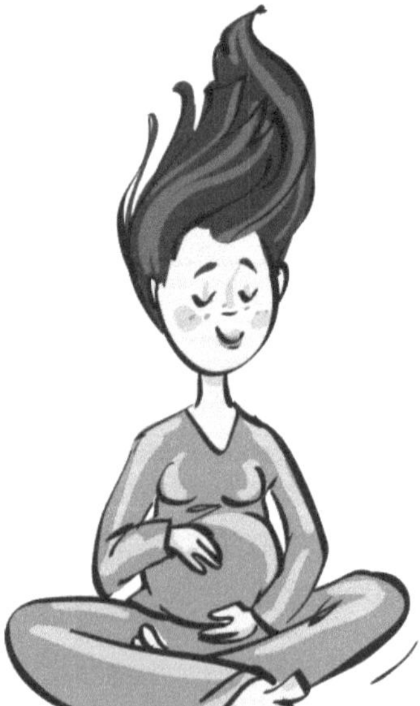

Dein Anker des Lebens

Nimm eine für Dich entspannte Meditationshaltung ein.

Diese kann in einer sitzenden oder auch in einer liegenden Position sein.

Wenn es nicht schon längst geschehen ist, schließe Deine Augen.

Innere Bilder können so leichter vor Deinem geistigen Auge entstehen.

Du möchtest Deine Augen lieber geöffnet lassen?

Dann senke Deinen Blick sanft in Richtung Boden.

Lenke nun Deine Aufmerksamkeit auf den Anker Deines Lebens.

Mit dem Anker des Lebens ist Dein Atem gemeint.

Lasse ihn geschehen.

Er kommt und geht von ganz allein.

Atme ein und atme aus.

Lasse Deinen Atem geschehen, ohne ihn zu beeinflussen.

Nimm Deinen Atem bewusst wahr.

Nimm Dein Atemerlebnis bewusst wahr.

Spüre, wie die Luft beim Einatmen in Deine Nase einströmt.

Spüre, wie die Luft beim Ausatmen aus Deiner Nase ausströmt.

Spüre, wie sich mit der Einatmung Dein Brustkorb hebt und sich Deine Rippenbögen sanft weiten.

Lege gerne Deine Hände auf Deine Rippenbögen auf, um dieses Atemerlebnis bewusster wahrnehmen zu können.

Wenn Dir das Handauflegen unangenehm ist, stelle Dir dieses Handauflegen bildlich vor und spüre gedanklich dorthin.

Spüre, wie sich mit der Ausatmung Dein Brustkorb senkt und Deine Rippenbögen sich in die ursprüngliche Position zurückziehen.

Bleibe hier für ein paar Atemzüge.

Spüre nun sanft in Deinen Bauch hinein.

Nimm Kontakt zu Deinem Baby auf.

Nimm wahr, wie sich mit der Einatmung Dein Bauch sanft weiter nach außen wölbt.

Atme in der Intensität, so dass es Dir dabei gut geht.

Nimm wahr, wie der Bauch mit der Ausatmung flacher wird.

Bleibe hier für ein paar Atemzüge.

Vielleicht atmet Dein Baby in diesem Moment auch mit Dir mit.

Beobachte und bewerte nicht.

Atem ist und bedeutet Leben.

Gedanken kommen und Gedanken gehen, wie die Wolken am Himmel.

Gib ihnen einen Raum, ohne die Gedanken festzuhalten.

Solltest Du abschweifen, versuche Dich wieder bewusst auf Deine Atmung zu konzentrieren.

Bei Deiner nächsten Einatmung sage Dir innerlich das Wort: „Ruhe“ vor.

Bei Deiner nächsten Ausatmung sage Dir innerlich das Wort „Harmonie“ vor.

Ruhe und Harmonie.

Zwei schöne Wörter, die sich gut anhören und gut anfühlen.

Wie geht es Dir?

Atme weiter tief ein und langsam wieder aus.

Stelle Dir dabei vor, Du würdest sanft eine Kerze auspusten.

Nimm wahr, wann Du bei Deinem Atemzug eine Pause einlegst.

Ist es nach der Einatmung?

Ist es nach der Ausatmung?

Oder machst Du gar keine Pause?

Beobachte und bewerte nicht.

Lerne Deinen Anker des Lebens besser kennen.

Du wirst wieder ein stiller Beobachter Deines Atems.

Atmest Du länger ein oder länger aus?

Atmest Du gleichmäßig ein und aus?

Bleibe wertfrei.

Spüre Deinem Atemerlebnis noch für ein paar Atemzüge nach.

Ich hole Dich dann wieder zurück.

Mit Deiner nächsten oder übernächsten Ausatmung lasse Deine Atemzüge wieder tiefer und intensiver werden.

In der Intensität, die für euch beide gut ist.

Öffne Deine Augen und nimm Deine Umgebung wieder wahr.

Räkle Dich und strecke Dich, so wie am Morgen, wenn Du aufstehst.

Wenn es Dir guttut, hole beide Beine ran und entlaste Deinen unteren Rücken.

Mache Dich klein.

Du kannst dazu die Yogaposition „Päckchen" auswählen.

Wenn Dir diese Position bereits unangenehm ist, finde Dich ausgestreckt in der Rückenlage oder in der Seitenlage wieder.

Solltest Du die Meditation im Sitzen durchgeführt haben, bringe auch hier wieder eine wohltuende Bewegung in Deinen Körper.

Lasse mit Deinem Oberkörper eine Welle entstehen.

Eine Welle der Mobilisation.

Anschließend finde Deinen Weg in eine stehende Position zurück.

Fühle Dich mit neuer Energie aufgeladen.

Mit Deiner Atmung füllst Du jede Zelle Deines Körpers mit neuer Energie auf.

Du versorgst auch Dein Kind mit Sauerstoff.

Du fühlst Dich ruhig, gelöst und entspannt.

Du bist ruhig, gelöst und entspannt.

Vielleicht war Dein Baby vor der Meditation etwas unruhig und ist nun auch etwas zur Ruhe gekommen.

Das würde mich sehr freuen.

Bringe wieder eine sanfte Bewegung in Deinen Körper.

Lasse Deinem Atem von allein fließen und sei bereit für das, was heute noch kommen mag.

PS: Bitte gehe bei Deinen Atemzügen achtsam mit Dir um.
Ungewohnte, tiefe Atemzüge können zu Schwindel führen.

Atem und das „Dritte Auge"

Mache es Dir auf Deiner Unterlage in der Rückenlage bequem.

Zeit für Dich.

Zeit für Dein Baby.

Zeit für Deinen Körper.

Lege Dich so hin, dass es Dir gut und immer besser geht.

Lasse Deine Beine locker auseinanderfallen – oder wenn Du sie aufgestellt hast – locker zueinander fallen.

Du kannst auch gerne eine Rolle unter Deine Knie positionieren.

Alternativ dazu, kannst Du auch gerne Deine Beine auf einen Stuhl erhöht ablegen.

Es könnte sein, dass Du vielleicht gerade Wassereinlagerungen in Deinen Beinen hast und es Dir guttut.

Lege Deine Hände in eine für Dich angenehme Position ab.

Gerne kannst Du die Hände auch auf Deinen Bauch legen.

Wenn Du möchtest, nimm so Kontakt zu Deinem Kind auf und spüre so in eure tiefe und innige Verbindung hinein.

Diese Zeit gehört nur euch beiden.

Ihr lernt euch so ein wenig besser kennen.

Vielleicht braucht ihr Zwei gerade ein wenig Ruhe und Entspannung.

Eine kleine Auszeit.

Wenn es Dir möglich ist, atme durch Deine Nase ein und durch Deinen Mund wieder aus.

Lasse Deinen Atem geschehen.

Er geschieht von allein.

Es ist Dein persönliches Atemerlebnis.

Oft springen unsere Gedanken einfach hin und her.

Es ist, als ob in unserem Kopf ein kleines, quengeliges Kind ist, dass nie zur Ruhe kommt.

Es ist neugierig und möchte immer und überall gleichzeitig sein.

Vielleicht hast Du gerade das Gefühl, dass das bei Dir im Bauch passiert.

Geben wir unseren Gedanken eine Aufgabe.

Bringen wir so unseren Geist zu Ruhe.

Gib Dir dafür Zeit.

Atemübungen und das Gefühl von Entspannung kann man mit der Zeit lernen.

Wenn es Dir heute schwerfällt, bin ich mir sicher, dass es das nächste Mal schon besser funktionieren wird.

Vertraue mir.

Konzentriere Dich nun ganz auf Deine Atmung.

Atme durch die Nase ein.

Es geschieht von allein und ohne Dein Zutun.

Atme durch Deinen Mund wieder aus.

Es geschieht von allein und ohne Dein Zutun.

Spüre dabei die Auf- und Abbewegung Deines Brustkorbes.

Spüre dieser sanften Bewegung nach.

Nimm den Rhythmus Deiner Atmung wahr.

Vielleicht spürst Du auch das Heben und Senken Deines Bauches?

Nimm den Rhythmus Deiner Atmung wahr.

Lenke Deine Aufmerksamkeit auf Dein Kinn.

Dein Kinn sinkt entspannt nach unten in Richtung Brustkorb.

Dein Hinterkopf ruht weiterhin sanft auf dem Boden.

Mit Deiner nächsten Einatmung stelle Dir vor, Du siehst ein Licht zwischen Deinen Augenbrauen.

Zwischen Deinen Augenbrauen befindet sich Dein „Drittes Auge“.

Lenke das Licht dorthin.

Welche Farbe hat dieses Licht?

Ist es hell oder schimmert es nur ganz leicht?

Erscheint es klar vor Deinem inneren Auge oder wirkt es eher unscheinbar?

Bleibe wertfrei.

Atme nun in dieses Licht hinein.

Aus diesem Licht heraus eröffnet sich ein wundervoller, blauer Himmel.

Das ist Dein friedlicher, blauer Himmel.

Lasse ihn vor Deinem geistigen Auge entstehen.

Ich bin mir sicher, er sieht wunderschön aus.

Wie fühlst Du Dich?

Bringe nun Deine Atmung in diesen Himmel hinein.

Betrachte, ob Gedanken heranfliegen.

Nimm sie wahr und lasse sie vorbeiziehen, wie die Wolken am Himmel.

Bleibe wertfrei.

Bleibe ein stiller Beobachter.

Kehre zurück zum Bild des Himmels.

Atem und blauer Himmel – dass alles bringen Frieden, Freude und Liebe in Dein Leben hinein.

Wenn Du spürst, dass Deine Gedanken wieder abdriften, dann bringe sie wieder zurück zu Deinem Atem.

Bleibe hier noch für ein paar Atemzüge.

Ich hole Dich dann wieder zurück.

Lasse Deine Atemzüge wieder tiefer und intensiver werden.

In der Intensität, wie es Dir guttut.

Lasse Deine Augen gerne noch geschlossen.

Löse nun die Hände von Deinem Bauch.

Bringe sanfte Bewegungen in Deine Hand- und Fußgelenke.

Räkle Dich, strecke Dich, gähne so wie am Morgen, wenn Du aufstehst.

Vielleicht möchtest Du mit Deinem nächsten oder übernächsten Atemzug einen Seufzer von Dir geben.

Dann mache das gerne.

Rolle Dich gerne auf Deine Lieblingsseite und spüre noch einmal mit geschlossenen Augen nach.

Und wenn Du so weit bist, kommst Du über Deine Seite zum Sitzen zurück.

Öffne wieder Deine Augen.

Ich hoffe, Du fühlst Dich wohl.

Die Kraft des Lichtes

Vielleicht gibt es heute eine Stelle in Deinem Körper, der es nicht so gut geht.

Mit dieser Atemübung kannst Du einen sanften Heilungsprozess anregen.

Bitte gehe achtsam mit Dir und Deinem Kind um.

Führe diese Atemübungen nur so aus, dass es Dir dabei gut geht.

Du kannst auch gerne Rücksprache mit Deiner Hebamme oder Deinem Frauenarzt nehmen.

Mache es Dir an einem ruhigen Ort bequem.

Nimm eine sitzende oder liegende Entspannungsposition ein.

Eine Position, in der Du gut verweilen kannst.

Geräusche und Gedanken ziehen vorbei, wie die Wolken am Himmel.

Wenn Du möchtest, schließe gerne Deine Augen.

Wenn Du sie lieber geöffnet lassen möchtest, senke Deinen Blick sanft nach unten.

Nimm nun ein paar tiefe Atemzüge und lasse alle Anspannungen von Dir abfallen.

Zeit für Dich und Zeit für Deinen Körper.

Zeit Kraft zu tanken, für Dich und Dein Kind.

Lenke Deine Aufmerksamkeit auf Deinen Atem.

Atme durch die Nase ein und schicke Deinen Atem in Deinen Bauch.

Wenn es für Dich angenehmer ist, schicke Deinen Atem in Deinen Brustkorb hinein.

Wenn es Dir möglich ist, zähle dabei bis drei.

Sollte Dir diese Zahl unangenehm sein, verändere sie.

Du kannst auch gerne Deine Hände auf den Bauch legen.

Konzentriere Dich auf die Atmung in die Bauchregion.

Stelle Dir nun vor ein helles Licht dringt durch Deinen Scheitel in den Bauchraum ein.

Wenn es Dir möglich ist, verharre Deinen Atem, bis Du bis sechs gezählt hast.

Sollte Dir diese Länge der Atemdauer unangenehm sein, verändere sie für Dich.

In dieser Zeit verteile das Licht in den Bereich Deines Körpers, den Du gerne heilen möchtest oder dem es heute nicht so gut geht.

Lasse das Licht durch den Bereich und aus Deinem Körper herausfließen.

Während Du ausatmest und bis sechs zählst, nimmt das Licht die kranke Energie mit sich fort.

Wiederhole dies gerne ein paarmal.

Wenn Du so weit bist, lasse Deine Atemzüge wieder natürlich geschehen und fühle Dich gestärkt.

Körperblockaden lösen

Komme in einer sitzenden Position an.

Diese Position kann auf einem Stuhl oder im Schneidersitz am Boden sein.

Gerne auch in einem Schaukelstuhl oder in einer Hängematte.

Lege Deine Hände entspannt auf Deinen Oberschenkeln ab.

Lasse deinen Atem entspannt durch die Nase ein- und wieder ausfließen.

Dein Atem geschieht, ohne dass Du ihn steuerst.

Hebe nun sanft beide Hände an.

Stelle Dir nun vor, wie sich unter Deinen beiden Händen eine wohltuende Wärme ausbreitet.

Lasse Dir dabei Zeit.

Beobachte und bewerte nicht.

Wenn ein sanftes Wärmegefühl entsteht, lege die Hände auf den Bereich Deines Körpers, der heute Deiner Aufmerksamkeit Bedarf.

Eine Stelle, die vielleicht verspannt ist oder schmerzhaft ist.

Vielleicht möchtest Du die Hände auf Deinen Bauch legen.

Dein ungeborenes Kind beruhigen oder ein Ziehen in Deinem Bauch besänftigen.

Dein Atem fließt ruhig und sanft weiter.

Wenn Du das Gefühl hat es reicht, dann löse Deine Hände von dieser Stelle und schüttle sie danach aus.

Angestaute Energie entweicht Deinem Körper und fließt von Dir ab.

Aktiviere somit neue Energie in Deinen Körper.

Lasse Deinen Atem wieder geschehen und räkle und strecke Dich.

Ich hoffe, Du fühlst Dich besser.

Begleitender Atem

Lasse uns nun in die Entspannung gehen.

Nimm eine für Dich angenehme Position ein.

Wenn Du eine Spannung im unteren Rücken verspürst, dann strecke Deine Beine aus.

Bei Bedarf lege Dir gerne eine Rolle unter Deine Knie.

Oder lehne Deine Füße aneinander, sodass sie sich gegenseitig stützen können.

Möchtest Du Deine Beine lieber auf einen Stuhl ablegen, dann mache das gerne.

Bereite Deinen Körper auf die Entspannung vor.

Dehne Dich noch einmal oder wiege Dich hin und her und finde Deine Mitte.

Ziehe Dein Kinn Richtung Brustbein, so dass Dein Nacken an Länge gewinnt.

Atme in Deinen Bauch hinein und lasse den Atem bis hoch in Deine Kehle wandern.

Halte kurz inne und lasse den Atem langsam aus Deinem Mund herausströmen.

Wähle die Intensität, die für Dich gut ist und die Dir guttut.

Wiederhole dies ein paarmal.

Gönne Dir diese Zeit für Dich.

Es ist eine Kunst nichts zu tun.

Jeder Tag ist nicht gleich.

Konzentriere Dich auf die Atmung und sie wird natürlicher werden.

Folge ihr – es ist erstaunlich.

Der Atem begleitet uns durch unser ganzes Leben.

Folge ihm und achte darauf, was in Deinem Geiste passiert.

Er bekommt die Möglichkeit zur Ruhe zu kommen.

Wir entspannen unseren Körper ganz und gar.

Wir bleiben mit unserem Atem in Verbindung und beruhigen gleichzeitig unseren Geist.

Wiederhole dies ein paarmal.

Lenke nun Deine Atmung in Deine Herzgegend.

Spüre, wie sehr Dein Herz mit Liebe und Freude erfüllt ist.

Spüre, wie die Wärme Dein Herz durchströmt.

Spüre, wie die Atmung Deinen ganzen Körper durchströmt.

Dein Körper füllt sich mit Deinem Atem.

Du beginnst von innen heraus zu leuchten.

All die Liebe und die Freude sind in Dir.

Dein Kind bringt Dich zum Strahlen.

Sei dankbar dafür.

Spüre den inneren Frieden in Dir.

Halte an dem Gefühl fest.

Bleibe entspannt und beginne die Atemzüge zu vertiefen.

Starte damit, wieder Bewegung in Deinen Körper zu bringen.

Den Anfang dazu machen Deine Finger und Deine Zehen.

Dehne Dich in alle Richtungen aus.

Umarme Dich, wenn es Dir guttut.

Danke Deinem Körper, dass er da ist und was er alles für Dich tut.

Nimm noch einen Atemzug und lasse mit einem Seufzer alles los.

Öffne Deine Augen und komme wieder auf Deiner Unterlage an.

Atme durch Deinen Körper

Wenn Du eine bequeme Position eingenommen hast, richte Deinen Fokus auf Deine Atmung.

(Wenn diese Position nicht die Rückenlage ist, lasse den Satz „Du sinkst tiefer in den Boden“ aus.)

Atme ein und aus.

Jede Einatmung füllt Deinen Körper mit neuer Energie auf.

Jede Ausatmung trägt alles, was nicht benötigt wird aus Deinem Körper hinaus.

Lenke Deine Atmung in Deinen Brustkorb.

Atme ein, Deine Lungen füllen sich mit Luft und Dein Brustkorb hebt sich sanft an.

Atme aus und lasse los.

Deine Brust senkt sich wieder sanft ab.

Ein angenehmes Gefühl breitet sich in Deinem Körper aus.

Wandere nun mit Deiner Atmung ein Stück weiter nach unten.

Lenke Deine Atmung in Deinen Schultergürtel hinein.

Atme ein und lasse Deinen Atem über die Schultern, über Deine Arme, über Deine Hände, bis in jeden einzelnen Finger fließen.

Atme aus und lasse los.

Du sinkst tiefer in den Boden.

Ein angenehmes Gefühl breitet sich in Deinem Körper aus.

Lenke Deine Atmung in Deine Wirbelsäule.

Atme ein und verteile Deinen Atem entlang Deiner Wirbelsäule.

Atme aus und lasse los.

Du sinkst tiefer in den Boden.

Ein angenehmes Gefühl breitet sich in Deinem Körper aus.

Lenke Deine Atmung in Deinen Bauch und in Deine inneren Organe.

Atme ein und verteile Deinen Atem in Deinen Bauch und in Deine inneren Organe.

Lenke Deinen Atem auch zu Deinem Kind.

Atme aus und lasse los.

Du sinkst tiefer in den Boden.

Ein angenehmes Gefühl breitet sich in Deinem Körper aus.

Lenke Deine Atmung in Dein Gesäß und in Deine Hüften.

Atme in Dein Gesäß und in Deine Hüften hinein.

Atme aus und lasse los.

Du sinkst tiefer in den Boden.

Ein angenehmes Gefühl breitet sich in Deinem Körper aus.

Lenke Deine Atmung in Deine Beine.

Atme nun tiefer in Deine Beine hinein, bis in jeden einzelnen Zeh.

Ziehe dabei Deine Knie und Fußsohlen mit ein.

Atme aus und lasse los.

Du sinkst tiefer in den Boden.

Ein angenehmes Gefühl breitet sich in Deinem Körper aus.

Lenke Deine Atmung in Dein Gesicht.

Atme aus und lasse los.

Du sinkst tiefer in den Boden.

Ein angenehmes Gefühl breitet sich in Deinem Körper aus.

Wenn Deine Gedanken zu wandern beginnen, akzeptiere das und richte Deine Aufmerksamkeit erneut auf Deine Atmung zurück.

Nimm bewusst Deinen Körper wahr.

Er fühlt sich gut an.

Gibt es noch eine Stelle, wohin Du gerne Deine Atmung schicken möchtest?

Diese Stelle ist vielleicht noch nicht genannt?

Dann mache das jetzt gerne.

Schicke Deinen Atem durch Deinen ganzen Körper.

Mit der Ausatmung lasse alle Anspannungen in Deinem Körper los.

Lasse Deinen Körper schwer werden und in den Boden sinken.

Vielleicht spürst Du aber auch das Gefühl von Leichtigkeit.

Das ist völlig in Ordnung.

Bleibe hier für ein paar Atemzüge.

PAUSE.

Bringe langsam wieder Bewegung in Deinen Körper.

Es fühlt sich gut an, wenn Du beginnst Deine Finger und Deine Zehen zu bewegen.

Drehe Deinen Kopf gerne langsam von einer Seite zur anderen Seite.

Wenn Du bereit bist, ziehe die Knie Richtung Brustbein und mache Dich klein wie ein Päckchen.

Wenn Dir diese Position unangenehm ist, lege Dich gerne in die Seitenlage ab.

Anschließend komme in eine sitzende Position.

Atme erneut ein und aus.

Bist Du bereit?

Dann öffne Deine Augen und begrüße den Tag.

Verschiedene Entspannungstechniken

Die Entspannungsgeschichten sollen Dir guttun.

Sollte ein Unwohlsein auftreten, breche bitte sofort ab und hole Dir ärztliche Hilfe.

Je nachdem wie weit Deine Schwangerschaft fortgeschritten ist, kann es auch sein, dass manche Entspannungstechniken für Dich nicht mehr geeignet sind.

Es könnte sein, dass Du Dich vielleicht nicht mehr muskulär anstrengen darfst.

Es könnte sein, dass die Vorstellung von Loslassen, bei Dir etwas auslösen könnte.

Bitte halte unbedingt Rücksprache mit Deiner Hebamme oder Deinem Arzt.

Ich möchte, dass Dir diese Geschichten guttun und auf keinen Fall Dir oder dem Kind schaden.

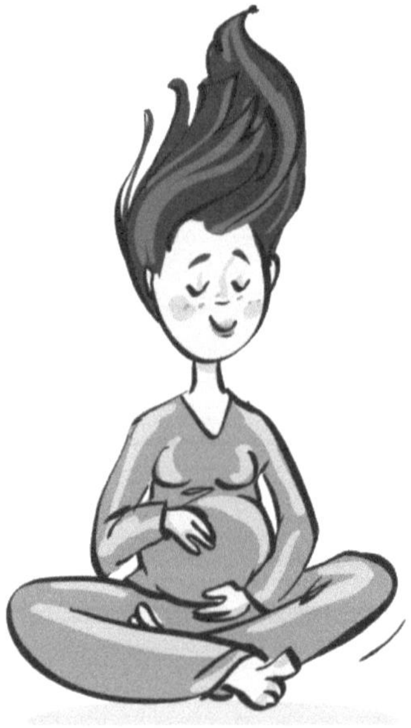

Samenkorn

Mache es Dir so bequem wie möglich.

Lege Dich so hin, dass es Dir gut und immer besser geht.

Wenn Du möchtest, schließe Deine Augen und komme ganz bei Dir an.

Innere Bilder können so leichter vor Deinem geistigen Auge entstehen.

Ich lade Dich zu einer Reise zu Dir selbst ein.

Ich würde mich freuen, wenn Du mich begleitest.

Wenn Du Dich vorher noch räkeln oder strecken möchtest, dann mache das intuitiv.

Falls der Impuls eines Gähnens oder eines Seufzens aufkommt, dann gib diesem nach.

Tauche anschließend in die Ruhe und Stille der Entspannung ein.

Lenke Deine Aufmerksamkeit auf Deinen Atem.

Spüre in Deinen Atem hinein.

Er kommt und geht von ganz allein.

Nimm dieses Atemerlebnis einmal bewusst wahr.

Mit jeder Ausatmung kommst Du immer mehr zur Ruhe.

Lasse nun folgendes Bild vor Deinem geistigen Auge entstehen.

Stelle Dir vor, Du bist ein Samenkorn.

Du bist klein, leicht und unscheinbar.

In Dir steckt die Kraft, zu einer besonderen Pflanze heranzuwachsen.

Deine Größe, Dein Aussehen, Deine Farben und Dein Name sind Dir vorbestimmt.

Der Wind trägt Dich zu Deinem Bestimmungsort.

Du liegst am Boden und siehst den Himmel über Dir.

Du betrachtest Deine Umgebung.

Was nimmst Du alles um Dich herum wahr?

Es beginnt zu regnen.

Du brauchst Wasser zum Leben und um wachsen zu können.

Die Erde wird nass.

Riechst Du es?

Hörst Du die Regentropfen, die auf den Boden fallen?

Die Regenwolken wandern weiter und lassen die Sonne durchscheinen.

Die Sonne gibt Dir Wärme und Licht.

Beides brauchst Du, um größer zu werden und gedeihen zu können.

Du spürst, wie Dein Samenkorn aufbricht und Du zu wachsen beginnst.

Dem Licht der Sonne entgegen.

Deine Wurzeln wachsen in den Boden, um Dich mit Wasser und Nahrung zu versorgen.

Du bist noch klein und zart.

Die Wurzeln geben Dir Halt und Sicherheit.

Du trägst Dein Ich und Deine Anlagen schon in Dir.

Kannst Du es spüren?

Es wird kälter.

Der Winter kommt und in der Natur kehrt Ruhe ein.

Der Schnee deckt Dich zu.

Du fühlst Dich unter dieser Schneedecke geborgen und ruhst Dich darunter aus.

Es kann Dir niemand etwas anhaben.

Es fühlt sich wie ein Schutzmantel an.

Kannst Du es spüren?

Es wird wärmer.

Der Frühling kommt.

Der Schnee schmilzt.

Die Sonne gewinnt an Kraft.

Sie wärmt Dich.

Du wächst der Sonne entgegen.

Spürst Du die Kraft in Dir?

Es regnet und das Wasser schenkt Dir Energie und Nährstoffe.

Du wächst immer weiter.

Du bekommst Blätter, Blüten und gewinnst an Stabilität.

Die Zeit des Wachsens ist da.

Es ist Sommer und Du stehst in Deiner vollen Pracht und Blüte da.

Spürst Du diese Stabilität in Dir?

Spürst Du, wie etwas Wertvolles, Wunderschönes aus Dir geworden ist?

Du hast das Potenzial, die Kraft, die im Samenkorn verborgen war, genutzt.

Du hast dieses Geschenk des Himmels angenommen.

Du bist mit der Erde verwurzelt.

Sie gibt Dir Halt und das Gefühl von Geborgenheit.

Die Mutter Erde trägt Dich und behütet Dich.

So wie Du Dein Kind in Dir trägst und behütest.

Du blickst in den blauen Himmel.

Endlose Weite und Möglichkeiten.

Du siehst die Sonne.

Wie ein Schutzmantel umgibt sie Dich und spendet Dir Licht und Wärme

Gefällt Dir das, was Du siehst?

Dann sprich Dich nun mit Deinem Namen an.

Ja, Du hast richtig gehört.

Mit Deinem Namen.

Aus dem Samenkorn ist etwas Einmaliges gewachsen und entstanden.

Nämlich Du.

Schön, dass es Dich gibt.

Übertrage nun diese Geschichte auf Dein Kind.

Wenn Du möchtest, lege dazu Deine Hände auf Deinen Bauch.

Stelle den Kontakt zu Dir und Deinem Baby her.

Streichle sanft über Deinen Bauch und sage „Hallo“ zu diesem Wunderwerk, das in Dir heranwächst.

Die Geschichte des Samenkornes und Deine Schwangerschaft.

Wie passt das zusammen?

Das Samenkorn wurde ausgesät und hat seinen Platz bei Dir und in Dir gefunden.

Dieser Ort war ihm vorbestimmt.

Man könnte auch sagen: „Du wurdest dazu auserwählt“.

Im übertragenen Sinne wächst das Samenkorn in Deinem Bauch heran.

Es dauert in der Regel neun Monate bis dieses Wunderwerk heranwächst und in das Leben und somit in die Welt eintritt.

In Dir steckt die Kraft, dass der Embryo zu einem Baby heranwachsen kann.

Denn Du bist sein Schutzmantel.

Das Kind wird von Dir im Mutterleib mit allen wichtigen Nährstoffen versorgt.

Du achtest in der Zeit der Schwangerschaft besonders auf Deine Ernährung und auf ein harmonisches Leben.

Bei Kälte gibst Du dem Kind Wärme.

Wenn Du Deine Hand auflegst, schenkst Du dem Kind Liebe und Geborgenheit.

Du tust alles, damit es euch beiden gut geht.

Die Größe, sein Aussehen, die Fähigkeiten und Fertigkeiten sind dem Baby in die Wiege gelegt.

Zärtlich streichelst Du Deinen Bauch und flüsterst dem Baby liebevolle Worte zu.

Du sorgst für einen guten Start in das neue Leben.

Diese Liebe bringen dem Baby auch alle anderen Familienmitglieder entgegen.

Sei es der werdende Papa, die Großeltern, die Geschwister und auch gute Freunde.

Vielleicht hast Du zu Hause schon alles vorbereitet?

Vielleicht steht das auch noch auf Deiner To-do-Liste?

In Dir wächst etwas Wertvolles und etwas Wunderbares heran.

Freue Dich darauf.

Spüre auch dieses Band, das Dich mit Deinem Kind verbindet.

Es ist etwas Einmaliges und bleibt ein Leben lang bestehen.

Vielleicht liegen Deine Hände noch immer auf Deinem Bauch.

Spüre die Wärme und spüre das Band zwischen euch.

Sei dankbar dafür und fühle Dich reich beschenkt.

Schenke Dir ein inneres Lächeln und schicke dieses Lächeln zu Deinem Baby.

Ich bin mir sicher – es kommt an.

Löse langsam wieder die Hände von Deinem Bauch und öffne wieder Deine Augen.

Bringe eine sanfte Bewegung in Deinen Körper.

Dies kann ein Räkeln oder ein Strecken sein.

Fühle Dich wach und erfrischt.

Seufze oder gähne, wenn Dir danach ist.

Danke, dass Du mich auf diese Reise begleitet hast.

Der Baum und Du

Suche Dir im Raum einen angenehmen Platz.

Mache es Dir bequem, so dass du so wenig Muskeln wie möglich anspannen musst.

Schließe gerne Deine Augen.

Vielleicht möchtest Du sie aber lieber noch etwas geöffnet lassen.

So, wie Du es möchtest.

Richte Dich so ein, wie es für Dich angenehm ist.

Wenn Du es Dir bequem gemacht hast, dann höre in Deinen Körper hinein.

Möchtest Du Deine Position noch einmal verändern?

Dann hast Du jetzt noch die Gelegenheit dazu.

Wandere nun zu Deiner Atmung.

Spüre den Rhythmus Deines Atems.

Fühle, wie sich Dein Atem im ganzen Körper ausbreitet.

Gedanken mögen kommen, lasse sie vorbeiziehen, ohne sie zu bewerten.

Bleibe ein stiller Beobachter.

Gib ihnen einen Raum und bleibe wertfrei.

Spüre nun in Deinen Körper hinein.

Wie geht es Dir und Deinem Baby?

Vielleicht gibt es eine Stelle, an der Du heute verspannt bist.

.

Dann schicke in diese Gegend bewusst Deinen Atem hin und lasse los.

Als Unterstützung kannst Du auch gerne die Hand an die verspannte Stelle auflegen.

Mit jedem weiteren Atemzug finde immer mehr in die Entspannung hinein.

Mit jedem Atemzug sinkt Dein Körper tiefer in die Unterlage und fühlt sich immer wohler.

Du gehst langsam in einen Entspannungszustand über.

Lass uns mit der Fantasiereise beginnen.

Wir nehmen Kontakt zu einem Baum und Deinem Kind auf.

Stelle Dir einen Baum vor.

Einen Baum, der Dir gerade einfällt und der Dir gefällt.

Er kann in Deinem Garten stehen.

Er kann in einem Park oder in einem Wald stehen.

Er kann in Deiner Fantasie entstehen.

Sieh Dir den Baum einmal genau an.

Was ist es für ein Baum?

Wie sieht er aus?

Wie groß ist er?

Nimm die Umgebung des Baumes wahr.

Was siehst Du alles?

Werfe wieder einen Blick zurück zu Deinem Baum.

Betrachte seine Äste, seine Zweige und seine Blätter.

Entsteht langsam ein Bild vor Deinem inneren Auge?

Nimm den Stamm und die Rinde des Baumes wahr.

Stelle Dir vor, wie der Baum mit der Erde verwurzelt ist.

Auch Du bist mit der Erde verwurzelt.

Die Mutter Erde trägt Dich.

Du bist mit Deinem Kind, das in Deinem Bauch heranwächst genauso fest verwurzelt.

Durch Dich ist es geerdet.

Spüre den Halt des Baumes.

Dein Kind spürt den Halt durch Dich, den Vater und der Familie.

Spüre die Kraft des Baumes.

Dein Kind spürt Deine Kraft.

Kannst Du Dir das vorstellen?

Wenn es Dir hilft, lege gerne Deine Hände auf den Bauch.

Spüre dem nach.

Stelle Dir vor, wie der Baum durch das Wurzelwerk mit Wasser und Nährstoffen versorgt wird.

Stelle Dir vor, wie Du Dein Kind versorgst.

Es geschieht automatisch.

Die Natur hat gut dafür gesorgt.

Stelle Dir nun Deinen Baum im Laufe der Jahreszeiten vor.

Wie er sich verändert.

Erlebe mit Deinem Baum den Frühling.

Der letzte Schnee schmilzt und die Knospen sprießen.

Die Sonne wird langsam wärmer.

Das Leben um den Baum herum erwacht.

Vögel verweilen im Baum und finden dort einen Platz zum Rasten.

Der Baum spürt die Wärme der Sonne.

Schau Dich um und blicke in einen blauen Himmel.

Wie sieht nun die Landschaft um den Baum herum aus?

Was verändert sich alles im Sommer?

Siehst Du die grünen Wiesen und die bunten Blumen?

Vielleicht ist Dein Baum ein Obstbaum der Früchte trägt?

Welche Früchte würde er denn tragen?

Es wird kälter und der Herbst hält seinen Einzug.

Winde wehen und die Äste und die Blätter des Baumes wiegen sich sanft im Wind.

Die Blätter fangen an zu welken und verändern Ihre Farben.

Sie werden gelb und braun und manche von ihnen fallen auch schon zu Boden.

Wie sieht die Landschaft um Dich herum aus?

Sind die Felder schon abgeerntet?

Ist das Obst gepflückt?

Die Zeit der Ernte ist da.

Es wird kälter und der Winter hält seinen Einzug.

Es beginnt zu schneien.

Der Winter bringt Eis, Kälte und Schnee mit sich.

Wie verändert sich die Landschaft um Deinen Baum?

Du entdeckst schneebedeckte Wiesen und in Deinem Baum-hängen ein paar Eiszapfen.

Die Sonne scheint und der Schnee glitzert und funkelt.

Dein Baum steht immer noch fest da.

Die Wurzeln geben ihm immer noch Halt.

Das Jahr neigt sich dem Ende zu und der Frühling wird sehnsüchtig von allen erwartet.

Gehen wir nicht auch durch alle Jahreszeiten?

Wir freuen uns auf den Frühling, wenn es wärmer wird und alles zu blühen und wachsen beginnt.

Wir freuen uns über die ersten Blumenboten.

Diese wären Primeln, Tulpen, Krokusse und Schneeglöckchen.

Nur um ein paar davon zu nennen.

Wir freuen uns, dass die Tage wieder länger und die Nächte wieder kürzer werden.

Wir freuen uns auf den Sommer.

Wir freuen uns auf die Wärme, auf den Urlaub und auf die Leichtigkeit des Lebens.

Wir freuen uns über die Farbenpracht der Natur.

Wir freuen uns über das schöne Wetter.

Wir freuen uns auf den Herbst.

Wir freuen uns auf die Wanderungen in den Bergen.

Wir freuen uns über die vielen Farben der Blätter an den Bäumen.

Wir freuen uns auf den Winter.

Wir freuen uns über die Ruhe und die Stille.

Wir freuen uns über die Behaglichkeit.

Manch einer freut sich auf das Skifahren oder das Eislaufen.

Wir freuen uns, dass auch wir, wie der Baum, mit der Erde verwurzelt sind und Halt finden.

Übertrage dieses Baumerlebnis auf Deine Schwangerschaft.

Wenn Du von der Schwangerschaft erfährst, ist der Embryo noch klein und unscheinbar.

Mit jedem weiteren Arztbesuch und mit jedem neuen Ultraschallbild siehst Du die Veränderungen Deines Kindes.

Du spürst und erlebst das Wachsen in Dir.

Du spürst die Veränderungen, die in Deinem Körper vor sich gehen.

Du nimmst das Gefühl von Kälte und Wärme wahr.

Du nimmst Deine Essgewohnheiten wahr.

Du nimmst das Wachsen bewusst wahr.

Du nimmst die Entwicklung Deines Kindes wahr.

Vielleicht sieht man auf dem Ultraschallbild ein Winken, oder ein Okay Zeichen des Kindes.

Es möchte Dir dadurch mitteilen: „Mir geht es gut".

Du kannst vielleicht den Kopf, die Arme und die Beine Deines Kindes auf dem Bild erkennen.

Nimm dies alles positiv wahr.

Dein Kind braucht Platz und Du nimmst den Umfang Deines Bauches wahr.

Deine Schwangerschaft wird somit auf irgendeine Art und Weise auch von den vier Jahreszeiten begleitet.

Du nimmst die Wärme und die Kälte wahr.

Du nimmst das Wachsen wahr.

Du nimmst die Ruhe und die Stille wahr.

Du nimmst die Turbulenzen wahr, wenn Du die ersten Bewegungen des Kindes in Deinem Bauch spürst und wahrnimmst.

Ist das nicht ein schönes Gefühl?

Dein Kind nimmt Kontakt zu Dir auf.

Es sagt: „Hallo – hier bin ich“.

„Spürst Du mich?“

„Ich freue mich schon auf Dich.“

„Kannst Du mir ein bisschen mehr über die Welt da draußen erzählen?“

Vielleicht passiert dies zu Zeiten, wo Du lieber schlafen möchtest?

Dann streichle sanft über Deinen Bauch und sprich mit Deinem Kind.

Es kann vielleicht noch nicht Tag und Nacht unterscheiden.

Aber die Zeit wird kommen.

Sei geduldig.

Wenn Du das Boxen oder das Ausdehnen Deines Bauches wahrnimmst, kannst Du es auch mit den Aktivitäten des Windes im Baum vergleichen.

Die Äste des Baumes breiten sich nach allen Richtungen aus.

Vor allem strecken sie sich der Sonne entgegen.

Somit ist das Baumerlebnis ein kleines Synonym zu Dir.

Spüre dem nach.

Vielleicht hast Du auch schon gemerkt, dass das Kind den Kontakt zu Dir sucht, wenn Du die Hände auf den Bauch legst.

Spüre eurer Verbindung nach.

Verweile hier für einen Moment.

Ich hole Dich dann wieder zurück.

PAUSE.

Unsere Fantasiereise neigt sich dem Ende zu.

Lasse Deine Augen dabei noch gerne geschlossen.

Spüre, wie Du auf Deiner Unterlage aufliegst.

Vielleicht hat sich etwas zum Anfang der Entspannung verändert.

Vielleicht liegst Du entspannter auf Deiner Unterlage auf.

Intensivere nun Deine Atemzüge und atme bewusst in den Brustkorb ein und aus.

Spüre das Heben und das Senken Deines Brustkorbes.

Spüre die Energie, die zurückkehrt.

Du möchtest Dich gerne wieder bewegen.

Du räkelst Dich, Du streckst Dich, Du gähnst, so wie am Morgen, wenn Du aufstehst.

Rolle Dich nun auf Deine rechte Seite und mache Dich ganz klein, wenn Dir das noch möglich ist.

Verweile hier noch für einen Moment und öffne dann langsam und sanft Deine Augen.

Wenn Du so weit bist, komme zum Sitzen zurück.

Nimm noch ein paar Atemzüge.

Ich hoffe, die Reise hat euch gutgetan.

Ein Lächeln geht auf die Reise

Mache es Dir in der Rückenlage bequem.

Lege Dich so hin, dass es Dir gut und immer besser geht.

Lege Deine Arme in einer für Dich entspannten Position ab.

Schließe Deine Augen, um ganz bei Dir sein zu können.

Packe alles, was Dich belastet in einen Rucksack hinein und stelle diesen ganz weit weg von Dir.

Lasse Deine Beine locker auseinanderfallen oder – wenn Du sie lieber aufstellen möchtest – locker zueinander fallen.

Wenn es Dir guttut, lege gerne eine Rolle oder ein Kissen unter Deine Kniekehlen.

Mache es Dir so angenehm und bequem wie möglich.

Zeit für Dich und Zeit für Deinen Körper.

Du kannst Dich auch gerne in eine Decke hineinkuscheln.

Vielleicht brauchst Du heute ein wenig Wärme.

Wenn es noch einer Anspannung bedarf, damit Du entspannen kannst, dann mache das gerne.

Dies kann ein Räkeln oder ein Strecken sein.

Lasse Deinen Atem geschehen.

Er kommt und geht.

Dein Atemerlebnis geschieht.

Es kann sich auch in Form eines Seufzens oder eines Gähnens zum Ausdruck kommen.

Du findest Dich langsam immer mehr in der Ruhe und Stille ein.

Bleibe nun ganz bei Dir oder folge meinen Worten.

Zaubere nun in Deiner Vorstellung ein Lächeln in Dein Gesicht.

Dieses Lächeln breitet sich in Dir und in dem ganzen Raum aus.

Ein riesiges, großes, strahlendes und ausdrucksvolles Lächeln.

Es erreicht jeden einzelnen Winkel des Raumes.

Es erreicht jede einzelne Zelle Deines Körpers.

Dieses Lächeln verbreitet eine angenehme Wärme im Raum.

Du nimmst diese Wärme wahr und Du hast das Gefühl, sie ist mit den Händen greifbar.

Sie breitet sich in Deinem ganzen Körper aus.

Kannst Du es spüren und auch wahrnehmen?

Spüre dem nach.

Dieses Lächeln erreicht schließlich auch Dein Baby.

Lasse vor Deinem geistigen Auge das Bild eines lächelnden Babys entstehen.

Was bewirkt dieses Bild in Dir?

Was nimmst Du wahr und was spürst Du?

Spüre dem nach.

Dieses Lächeln im Raum ist ansteckend.

Es verfängt sich sogar in Deinen Augenwinkeln.

Deine Augen beginnen zu strahlen und zu funkeln.

Es wandert weiter zu Deinen Mundwinkeln und Du kannst gar nichts anderes als zu Lächeln.

Du nimmst wahr, wie sich Deine Mundwinkel verändern.

Spüre der Veränderung nach.

Die Sorgenfalten verschwinden und in Deinem Gesicht kommen ein paar Lachfältchen zum Vorschein.

Das löst ein Gefühl von Heiterkeit und Unbeschwertheit in Dir aus.

Dieses Lächeln steht Dir gut und Du siehst wunderschön aus.

Das Lächeln wandert weiter zu Deinem Herzen.

Es öffnet Dein Herz und lässt die Liebe fließen.

Die Liebe zu Dir selbst.

Die Liebe zu Deinem Baby.

Vielleicht kann das Lächeln auch Dein Herz für andere öffnen?

Dabei wird Dir ganz warm um Dein Herz.

Du fühlst Dich frei und leicht.

Vielleicht hüpft sogar Dein Baby vor Freude im Bauch?

Das wäre schön.

Das Lächeln breitet sich in jeder einzelnen Zelle Deines Körpers weiter aus.

Beginnend von Deinen Fußspitzen bis hinauf zu Deinen Haarspitzen.

Es löst alle Anspannungen und Verspannungen in Deinem Körper auf.

Es schenkt Dir positive Energie.

Es schenkt Dir positive Gedanken und nimmt das Unangenehme von Dir weg.

Du fühlst Dich wie neu geboren.

Denke an einen lieben Menschen und schicke ihm ein Lächeln auf den Weg.

Schicke Dein Lächeln um die ganze Welt.

Ich bin mir sicher, es kommt auf die eine oder andere Art und Weise wieder zu Dir zurück.

Vielleicht gehst Du auch heute mit einem Lächeln im Gesicht durch die Straßen Deiner Stadt oder Deines Dorfes.

Vielleicht kannst Du den einen oder anderen damit verzaubern.

Ein Lächeln kann Vieles verändern.

Denke daran und versuche es.

Bestimmt zeigt sich in Deinem Gesicht auch ein Lächeln, wenn Du an Dein Kind denkst und es spürst.

Lege nun gerne die Hände auf Deinen Bauch.

Stelle Dir vor, Dein Baby lächelt Dir jetzt genau in diesem Moment zu.

Kannst Du es sehen?

Kannst Du es spüren?

Wie fühlst Du Dich dabei?

Vielleicht entsteht das Gefühl der Liebe?

Das würde mich sehr freuen.

Sie ist so wichtig für unser Leben.

Sie vermittelt uns ein gutes Körpergefühl.

Nimm den Zauber des Lächelns mit in Dein Leben und in Dein Herz hinein.

Wir sind am Ende der Reise angelangt.

Du kommst wieder ganz bei Dir an.

Lasse Deine Augen noch geschlossen.

Spüre wie Du auf Deiner Matte aufliegst.

Vielleicht hat sich etwas zum Anfang der Entspannung verändert.

Vielleicht liegst Du entspannter auf Deiner Unterlage auf.

Intensiviere nun Deine Atemzüge und atme bewusst in den Bauch ein und aus.

Atme in der Intensität wie es Dir guttut.

Spüre das Heben und das Senken Deines Bauches.

Spüre die Energie, die zurückkehrt.

Du möchtest Dich gerne wieder bewegen.

Du räkelst Dich, Du streckst Dich, Du gähnst, so wie am Morgen, wenn Du aufstehen würdest.

Du öffnest die Augen, um den Raum wieder wahrzunehmen, um anzukommen und zurückzukommen.

Du kannst gerne beide Beine zu Dir ran ziehen, um Dich ganz klein zu machen.

Falls Du Dich dabei nicht mehr wohlfühlst, lege Dich gerne auf eine Seite.

Spüre dem Lächeln noch einmal nach.

Ich kann das Lächeln in Deinem Gesicht sehen.

Es sieht wunderschön aus.

Nimm Dir nun die Zeit, die Du brauchst, um wieder zum Stehen zu kommen.

Nimm noch einen Atemzug.

Was hältst Du davon, wenn wir nun gemeinsam ein Lächeln in die Welt hinausschicken?

Ich bin bereit und habe es schon auf den Weg gebracht.

Am Morgen

Mache es Dir ganz bequem.

In einer Position, in der Du gut liegen und entspannen kannst.

Möchtest Du lieber sitzen?

Dann wähle gerne diese Entspannungsposition für Dich aus.

Mit Deinem nächsten oder übernächsten Atemzug komme ganz bei Dir an.

Wenn Du möchtest, schließe Deine Augen.

Wenn Du möchtest, kannst Du auch eine Augenkompresse auf Deine Augen legen.

Zeit für Dich und Zeit für Deinen Körper.

Zeit für Ruhe und Harmonie.

Ich lade Dich auf eine kleine Fantasiereise ein.

Es ist früh am Morgen und Du bist gerade aufgewacht.

Du liegst gemütlich in Deinem warmen Bett.

Du bist in Deiner kuscheligen, warmen Bettdecke eingehüllt.

Du hast heute frei, denn es ist Sonntag.

Das zaubert Dir ein Lächeln in Dein Gesicht.

Draußen kannst Du schon das Zwitschern der Vögel hören.

Sie bringen Dir ihr morgendliches Konzert dar.

Du öffnest Deine Augen.

Du siehst, wie sich die ersten Sonnenstrahlen ihren Weg durch Dein Fenster bahnen.

Es scheint ein schöner Tag zu werden.

Ein Gefühl von Wärme, von Geborgenheit und von Zufriedenheit breiten sich in Deinem Körper aus.

Ein Seufzer entrückt sich aus Deinem Munde.

Du kuschelst Dich noch einmal tief in Dein Bett hinein.

Du genießt dieses angenehme Gefühl und den Augenblick.

Du legst die Hände auf den Bauch und wünschst auch Deinem Kind einen guten Morgen.

Vielleicht hattest Du eine unruhige Nacht.

Dann finde jetzt und hier noch ein paar Momente der Ruhe und Entspannung.

Dein Kind kann vielleicht noch nicht Tag und Nacht unterscheiden, aber auch dass wird es einmal lernen.

Freue Dich, denn ein neuer Tag der Schwangerschaft hat begonnen.

Die Wartezeit auf die Geburt hat sich um einen Tag verkürzt.

Schenke Dir und Deinem Kind ein inneres Lächeln.

Nimm Kontakt zu Deinem Kind auf.

Vielleicht möchtest Du ihm auch sagen, wie sehr Du Dich auf den Tag eures Kennenlernens freust.

Für das Kind heißt es, die Schutzhülle zu verlassen.

Für Dich heißt es, Dein Kind in den Armen halten zu dürfen.

Es beginnt für euch beide ein neuer Lebensabschnitt.

Du verweilst hier noch für ein paar Atemzüge.

Du fühlst Dich ruhig, gelöst und entspannt.

Du räkelst, Du streckst Dich, Du gähnst und Du schwingst Dich aus dem Bett.

Du bist bereit für das, was der Tag Dir bringen mag.

Starte ihn doch mit einem Lächeln in Deinem Gesicht und in Deinem Herzen.

Bringe wieder eine sanfte Bewegung in Deinen Körper und komme im Jetzt und hier an.

Öffne wieder Deine Augen und nimm den Raum um Dich herum wahr.

Lasse Dir die Zeit, die Du brauchst, um wieder zum Stehen zu kommen.

Räkle und strecke Dich noch einmal und nimm einen tiefen Atemzug.

Freue Dich auf den neuen Tag.

Entspanne Deinen Körper

Lege Dich so hin, dass es Dir gut und immer besser geht.

Wähle eine angenehme Position für Deine Arme und Beine.

Bringe Deine Wirbelsäule in eine angenehme Position und Länge.

Ziehe Deine Schulterblätter unter Deinen Körper und spüre, wie sich Deine Brust öffnen kann.

Wenn es nicht schon längst geschehen ist, schließe Deine Augen.

Komme an auf Deiner Unterlage und finde langsam zur Ruhe.

Vielleicht gibt es in Deinem Körper Anspannungen oder Verspannungen?

Vielleicht spürst Du heute eine Anspannung in Deinem Rücken?

Vielleicht nimmst Du ein sanftes Ziehen in Deinem Bauch wahr?

Vielleicht hast Du nicht gut geschlafen?

Dann gönne Dir jetzt diese kleine Auszeit.

Lenke Deine Aufmerksamkeit auf Deinen Atem.

Lasse Deinen Atem geschehen.

Er geschieht von ganz allein.

Gedanken und Geräusche mögen kommen und gehen, so wie die Wolken am Himmel.

Lasse sie vorbeiziehen.

Zeit für Dich und Zeit für Deinen Körper.

Zeit für Ruhe und Stille.

Lenke Deine Aufmerksamkeit auf Deine Atmung.

Spüre, wie sich Dein Brustkorb und Dein Bauch mit der Einatmung sanft anheben und mit der Ausatmung wieder senken.

Die Intensität der Atmung lasse Deinen Körper entscheiden.

Du bestimmst sie.

Gehe dabei achtsam mit Dir um.

Wenn Du möchtest, lade ich Dich auf eine Reise durch Deinen Körper ein.

Ich spreche verschiedene Körperteile an und Du versuchst sie-loszulassen und zu entspannen.

Lasse uns beginnen.

Ich entspanne meine Zehen und Fußsohlen.

Ich entspanne meine Zehen und Fußsohlen.

Meine Zehen und Fußsohlen sind entspannt.

Sie liegen sanft auf der Unterlage auf.

Ich entspanne meine Füße und Beine.

Ich entspanne meine Füße und Beine.

Meine Füße und Beine sind entspannt.

Sie liegen sanft auf der Unterlage auf.

Ich entspanne meine Finger.

Ich entspanne meine Finger.

Meine Finger sind entspannt.

Sie liegen sanft auf der Unterlage auf.

Ich entspanne meine Hände und meine Arme.

Ich entspanne meine Hände und meine Arme.

Meine Hände und Arme sind entspannt.

Sie liegen sanft auf der Unterlage auf.

Ich entspanne mein Gesäß.

Ich entspanne mein Gesäß.

Mein Gesäß ist entspannt.

Es liegt sanft auf dem Boden auf.

Ich entspanne meine Schultern und meinen Nacken.

Ich entspanne meine Schultern und meinen Nacken.

Meine Schultern und mein Nacken sind entspannt.

Sie liegen sanft auf dem Boden auf.

Ich entspanne meinen ganzen Rücken.

Ich entspanne meinen ganzen Rücken.

Mein ganzer Rücken ist entspannt.

Er liegt sanft auf dem Boden auf.

Ich entspanne meinen Bauch und meine Bauchorgane.

Ich entspanne meinen Bauch und meine Bauchorgane.

Mein Bauch und meine Bauchorgane sind entspannt.

Sie fühlen sich sanft an.

Mein Baby ruht entspannt in meinem Bauch.

Mein Baby ruht entspannt in meinem Bauch.

Mein Baby ist entspannt.

Meinem Baby und mir geht es gut.

Ich entspanne meinen Kopf und mein Gesicht.

Ich entspanne meinen Kopf und mein Gesicht.

Mein Kopf und mein Gesicht sind entspannt.

Mein Kopf liegt sanft auf dem Boden auf.

Meine Gesichtszüge sind ganz weich.

Ich entspanne meine Atmung.

Ich entspanne meine Atmung

.

Meine Atmung ist entspannt.

Ich entspanne meinen ganzen Körper.

Ich entspanne meinen ganzen Körper.

Mein ganzer Körper ist entspannt.

Er liegt sanft auf dem Boden auf.

Spüre in Deinen Körper hinein.

Wie fühlst Du Dich?

Leicht oder schwer?

Beides ist in Ordnung.

Jeder empfindet es anders und so ist es gut.

Bleibe wertfrei.

Lasse Deine Atemzüge wieder tiefer und intensiver werden.

Spüre, wie die Energie in Deinen Körper zurückkehrt.

Du fühlst Dich erfrischt und gestärkt.

Du fühlst Dich wohl.

Öffne Deine Augen, wenn es nicht schon längst geschehen ist.

Nimm Deine Umgebung wieder wahr.

Bringe jetzt die Bewegung in Deinen Körper, nachdem dieser verlangt.

Das kann ein Strecken, ein Räkeln oder ein Dehnen sein.

Höre auf Deine innere Stimme und auf Deinen Körper.

Wenn Du so weit bist und in der Ruhe bleiben möchtest, komme über die rechte Seite zum Sitzen zurück.

Wenn Du aktiv werden möchtest, komme über die linke Seite zum Sitzen zurück.

Diese Erklärung ob rechte oder linke Seite, findet man im Yin Yoga wieder.

Du fühlst Dich ruhig, gelöst und entspannt.

Dein Baby fühlt sich ruhig, gelöst und entspannt.

Danke, dass Du mich auf diese Körperreise begleitet hast.

Yoga Nidra

Erklärung: Yoga Nidra wird auch gerne „der Schlaf des Yogi" genannt.

Es ist eine Technik, bei der eine tiefe Bewusstseinsebene erreicht werden soll. Dabei bleibt man wach und findet in eine tiefe Entspannung hinein. So soll eine Art physischer Schlaf erreicht werden.

Mache es Dir in der Rückenlage bequem.

Lege Dich so hin, dass es Dir gut und immer besser geht.

Lasse Deine Beine locker auseinanderfallen oder, wenn sie aufgestellt sind, locker zueinander fallen.

Nimm eine Position ein, in der Du gut verweilen kannst.

Die Yoga Nidra Entspannung ist eine längere Körperreise.

Bei Bedarf kuschle Dich in eine Decke hinein.

Schließe Deine Augen, wenn es nicht schon längst geschehen ist.

Bleibe bewusst bei meinen Anweisungen und schlafe dabei nicht ein.

Sei entspannt, wach und klar.

Lasse Deinen Atem geschehen.

Der Anker des Lebens geschieht von ganz allein.

Er begleitet Dich tagein und tagaus.

Gedanken und Geräusche mögen kommen und gehen.

Sie ziehen vorbei, wie die Wolken am Himmel.

Bleibe ein stiller Beobachter.

Gib den Gedanken einen Raum und lasse sie wieder gehen.

Mit jeder Ausatmung sinkst Du tiefer in Deine Unterlage.

Du lässt immer mehr los.

Ruhe und Stille kehren in Deinen Körper ein.

Ich zähle nun langsam von 10 bis 1.

Dabei entspannst Du Dich immer mehr.

Zähle mit mir im Stillen mit.

Lasse uns beginnen:

10 ......9......*runterzählen bis 1.*

Du bist nun in einer tieferen, entspannteren Bewusstseinsebene angelangt.

PAUSE.

Lasse uns mit der Reise durch Deinen Körper beginnen.

Ich nenne Dir nun einzeln und hintereinander Körperteile.

Schenke Ihnen Deine Aufmerksamkeit und mache Dich mit mir auf eine Reise durch Deinen Körper.

Lenke Deine Aufmerksamkeit in Deinen rechten Daumen.

Wandere weiter zum Zeigefinger – zum Mittelfinger – zum Ringfinger – zum kleinen Finger – zur Handfläche – zum Handrücken – zum Handgelenk – zur ganzen rechten Hand.

Zur ganzen rechten Hand.

Zur ganzen rechten Hand.

Lenke Dein Bewusstsein weiter.

In den rechten Unterarm – den Ellbogen – den Oberarm – das Schultergelenk – die Schulter – die Achselhöhle – in den ganzen rechten Arm.

Den ganzen rechten Arm.

Den ganzen rechten Arm.

Die ganze rechte Schulter.

Die ganze rechte Schulter.

Bleibe auf Deiner rechten Körperseite.

Lenke Deine Aufmerksamkeit auf die rechte Seite des Brustkorbes – der Rippen – der Taille – der Hüfte – zum Hüftgelenk – zum Becken.

Zum rechten Oberschenkel – dem Knie – dem Unterschenkel.

Dem ganzen rechten Bein.

Dem ganzen rechten Bein.

Lenke Dein Bewusstsein weiter auf Dein rechtes Fußgelenk – den Fußrücken – den großen Zeh – den zweiten Zeh – den dritten Zeh – den vierten Zeh – den kleinen Zeh.

Den ganzen rechten Fuß.

Den ganzen rechten Fuß.

Die ganze rechte Körperseite.

Die ganze rechte Körperseite.

PAUSE.

Lenke Deine Aufmerksamkeit in Deinen linken Daumen.

Wandere weiter zum Zeigefinger – zum Mittelfinger – zum Ringfinger – zum kleinen Finger – zur Handfläche – zum Handrücken – zum Handgelenk – zur ganzen linken Hand.

Zur ganzen linken Hand.

Zur ganzen linken Hand.

Lenke Dein Bewusstsein weiter.

Zum linken Unterarm – den Ellbogen – den Oberarm – dem Schultergelenk – zur Schulter – zur Achselhöhle – zum ganzen linken Arm.

Den ganzen linken Arm.

Den ganzen linken Arm.

Der ganzen linken Schulter.

Der ganzen linken Schulter.

Bleibe auf Deiner linken Körperseite.

Lenke Deine Aufmerksamkeit auf die linke Seite des Brustkorbes – der Rippen – der Taille – der Hüfte – zum Hüftgelenk – zum Becken.

Zum linken Oberschenkel –dem Knie – dem Unterschenkel – zum ganzen linken Bein.

Dem ganzen linken Bein.

Dem ganzen linken Bein.

Lenke Dein Bewusstsein weiter auf Dein linkes Fußgelenk – den Fußrücken – den großen Zeh – den zweiten Zeh – den dritten Zeh – den vierten Zeh – den kleinen Zeh – zum ganzen linken Fuß.

Den ganzen linken Fuß.

Den ganzen linken Fuß.

Die ganze linke Körperseite.

Die ganze linke Körperseite.

Richte nun Deine Aufmerksamkeit auf die Rückseite Deines-Körpers.

Beginne bei Deinen Fersen – den Rückseiten der Unterschenkel – den Kniekehlen – den Oberschenkelrückseiten – dem Gesäß.

Dem unteren Rücken – dem mittleren Rücken – dem oberen Rücken – den Schulterblättern.

Die Oberarmrückseiten – den Ellbogen – die Unterarme – die Hände – die Finger – dem Nacken – dem Hinterkopf – dem Scheitel – der Kopfhaut.

Die ganze Körperrückseite.

Die ganze Körperrückseite.

Lenke Deine Aufmerksamkeit auf Deinen Kopf.

Die Stirn – die Augenbrauen – die Augen – die Augenlider – den Oberkiefer – den Unterkiefer – die Nase – die Oberlippe – die Unterlippe – den Raum zwischen den Lippen – das Kinn.

Den ganzen Kopf.

Den ganzen Kopf.

Das ganze Gesicht.

Das ganze Gesicht.

Konzentriere Dich nun auf Deine Körpervorderseite.

Den Hals – den Schulterbereich – die Oberarmvorderseiten – die Ellbogen – die Unterarme – die Hände – die Finger.

Die Vorderseite des Brustkorbes – den Oberbauch – den Nabel – den Unterbauch.

Die Oberschenkelvorderseiten – die Knie – die Schienbeine – die Füße.

Die ganze Körpervorderseite.

Die ganze Körpervorderseite.

Die ganze Körpervorderseite und die ganze Körperrückseite.

Die ganze Körpervorderseite und die ganze Körperrückseite.

Der ganze Körper.

Der ganze Körper.

Nimm nun wahr, wie Dein Körper auf der Unterlage aufliegt.

Die Fersen – die Fußgelenke.

Die Unterschenkel – die Oberschenkel – die Kniekehlen.

Das Gesäß – der untere Rücken – der mittlere Rücken – der obere Rücken – die Schulterblätter.

Die Schultern – die Oberarme – die Ellbogen – die Unterarme – die Hände – die Handgelenke – die Finger.

Der Nacken – der Hinterkopf.

Fühle die Auflagenpunkte Deines Körpers und lasse Dich weiter in Deine Unterlage sinken.

PAUSE.

Spüre Deinen Atem.

Beobachte Deinen Atem, wie er kommt und geht.

Lege nun Deine Hände auf Deinen Bauch.

Lenke Deine Aufmerksamkeit auf die Gegend um Deinen Bauchnabel herum.

Spüre das Heben und das Senken des Bauchnabels.

Schicke Deinen Atem nun bewusst in Deine Nase.

Nimm dort Dein Aus- und Einatmen wahr.

Spüre noch einmal in Deinen Körper hinein.

Du bist ruhig, gelöst und entspannt.

Du fühlst Dich ruhig, gelöst und entspannt.

Fasse nun einen positiven Entschluss für Dich.

Etwas, was tief aus Deinem Innersten kommt.

Kurz, knapp und positiv.

Es wird Sankalpa genannt.

Wiederhole diesen Satz dreimal im Geiste für Dich.

Zum Beispiel: „Ich wünsche mir eine sanfte Geburt.“

Oder: „Ich wünsche mir ein gesundes Kind“.

Oder: „Ich wünsche mir, eine gute Mutter zu sein“.

PAUSE

Visualisiere Dir nun angesagte Dinge.

Versuche Dir in Gedanken Bilder vorzustellen.

Nimm entstehende Gefühle an, ohne sie zu bewerten.

Nimm wahr, fühle und beobachte.

Wenn keine Bilder entstehen, ist es auch in Ordnung.

Eine blühende Sommerwiese.

Eine blühende Sommerwiese.

Eine blühende Sommerwiese.

Urlaub am Meer.

Urlaub am Meer.

Urlaub am Meer.

Hängematte.

Hängematte.

Hängematte.

Schwangerschaft.

Schwangerschaft.

Schwangerschaft.

Geburt.

Geburt.

Geburt.

Baby.

Baby.

Baby.

Geborgenheit.

Geborgenheit.

Geborgenheit.

Zärtlichkeit.

Zärtlichkeit.

Zärtlichkeit.

Liebe.

Liebe.

Liebe.

Spüre den Bildern nach.

Lenke Deine Aufmerksamkeit auf Deinen Atem.

Fühle die Bewegung Deiner Atmung.

Wo findet die Atmung statt?

Spüre sie bis in Deine Lungen hinein.

Nimm einfach nur wahr.

Spüre, wie sich die Bauchdecke mit Deiner Einatmung hebt.

Spüre, wie sich die Bauchdecke mit Deiner Ausatmung senkt.

Sei Beobachter Deines Atems.

Beginne nun Deine Atmung zu zählen.

Beginne von 8 nach unten bis 1 zu zählen.

8 – Die Bauchdecke hebt sich.

8 – Die Bauchdecke senkt sich.

Usw.

Zähle Deine Atemzüge.

Solltest Du Dich verzählt haben, beginne wieder von vorne.

PAUSE

Löse das Zählen der Atmung auf.

Lenke die Aufmerksamkeit in Deinen Brustkorb.

Spüre, wie sich der Brustkorb mit der Einatmung hebt.

Spüre, wie sich der Brustkorb mit der Ausatmung senkt.

Beginne nun Deine Atmung zu zählen.

Von 8 bis 1.

8 – Der Brustkorb hebt sich.

8 - Der Brustkorb senkt sich.

Usw.

Zähle Deine Atemzüge.

Solltest Du Dich verzählt haben, beginne wieder von vorne.

PAUSE.

Löse das Zählen der Atmung auf.

Lenke Deine Aufmerksamkeit in Deinen Kehlkopf.

Spüre die Weite und die Enge in Deinem Kehlkopf.

Beginne nun Deine Atmung zu zählen.

Von 8 bis 1.

8 – Der Kehlkopf weitet sich.

8 - Der Kehlkopf verengt sich.

Usw.

Zähle Deine Atemzüge.

Solltest Du Dich verzählt haben, beginne wieder von vorne.

PAUSE

Sage Dir nun im Stillen noch einmal Dein Sankalpa vor.

Wiederhole im Geiste dreimal Deinen Wunsch.

Ich wünsche Dir, dass Dein Sankalpa in Erfüllung geht.

Bringe langsam wieder Bewegung in Deinen Körper.

Lasse Deinen Körper entscheiden, wie er jetzt gerne wieder aktiv werden möchte.

Öffne gerne wieder die Augen, um im Hier und Jetzt anzukommen.

Fühle Dich erfrischt und gestärkt.

Wenn Du so weit bist, komme über Deine rechte Seite wieder zum Sitzen zurück.

Ich hoffe, die Yoga Nidra Entspannung hat Dir gutgetan.

Sitzende Körperreise

Begebe Dich in eine für Dich bequeme, sitzende Position.

Dies kann auf dem Boden oder auf einem Stuhl sein.

Du kannst Dir gerne Kissen unterlegen, wo immer Du es auch benötigst.

Vielleicht hast Du auch eine Hängematte oder einen Schaukelstuhl zu Hause?

Dann mache es Dir darin bequem.

Gehe achtsam mit Dir und Deinem Körper um.

Gehe achtsam mit Deinem Baby im Bauch um.

Lege Deine Hände entspannt auf Deinen Oberschenkeln ab.

Wenn es Dir angenehmer ist, lege die Hände gerne auf Deinen Bauch ab.

Beginne Deine Atemzüge wahrzunehmen.

Schließe sanft Deine Augen und finde zu Deiner inneren Ruhe und Harmonie.

Es ist ganz normal, wenn Deine Gedanken abschweifen.

Kehre immer wieder zu Deinen Körperregionen zurück, die ich nach und nach anspreche.

Lasse uns mit den Füßen beginnen.

Fühle, wie Deine Fußsohlen den Boden oder Deine Unterlage berühren.

Nimm dabei Deine Zehen, Deine Fersen und Deine Fußsohlen bewusst wahr.

Vielleicht kannst Du auch Deinen Fußspann wahrnehmen?

Wende Dich dann Deinen Waden und Deinen Schienbeinen zu.

Als nächstes schenke Deinen Knien und Deinen Oberschenkeln Deine Aufmerksamkeit.

Nimm wahr, ob sie den Stuhl oder die Unterlage berühren oder nicht.

Spüre in Dein Gesäß hinein.

Wie sitzt Du auf Deiner Unterlage?

Wandere dann in Deiner Konzentration weiter zu Deinem Bauch.

Wie fühlt sich Dein Bauch heute an?

Wenn es Dir guttut, streichle Deinen Bauch, um ihn zu entspannen.

Atme nun in Deinen Bauch hinein.

Spüre, wie sich dabei die Bauchdecke hebt und senkt.

Je nachdem, in welcher Schwangerschaftswoche Du bist, kann die Bewegung kleiner oder größer sein.

Fühle nun in Deinen Rücken hinein.

Liegt er an oder ist er frei aufgerichtet?

Wie fühlen sich Deine unteren Rückenmuskeln an?

Wie fühlen sich Dein mittlerer und Dein oberer Rücken an?

Schicke bewusst Deinen Atem in den Rücken hinein und versuche dortige Verspannungen loszulassen.

Du kannst auch gerne die Hände auf den Rücken legen, um das Ganze intensiver wahrzunehmen und den Atem zu lenken.

Wende Dich nun Deinen Schultern und Deinem Schultergürtel zu.

Sind Deine Schultern weit weg von den Ohren?

Kannst Du die Schultern locker hängen lassen?

Lasse es zu, dass der Ballast von Deinen Schultern fallen darf und kann.

Mit jedem Atemzug senken sich Deine Schulterblätter immer weiter nach unten.

Spüre in Deinen Brustkorb hinein.

Fühlt er sich eng an oder kannst Du Dein Brustbein anheben und Weite spüren?

Spüre in Deinen Nacken hinein.

Ist Deine Nackenmuskulatur verspannt?

Dann massiere Dich sanft und versuche loszulassen.

Es wird alles gut.

Du meisterst die Schwangerschaft hervorragend und ich bin mir sicher genauso die bevorstehende Geburt.

Glaube an Dich und Dein Kind.

Gemeinsam könnt ihr Wunder vollbringen.

Spüre in Deine Arme hinein.

Sind sie entspannt abgelegt, hängen sie locker nach unten oder hast Du sie angespannt?

Lenke Deine Aufmerksamkeit nun in Dein Gesicht.

Ist Dein Unterkiefer locker und entspannt?

Ist Dein Oberkiefer locker und entspannt?

Liegen Deine Augenlider sanft aufeinander?

Sind Deine Mundwinkel entspannt?

Sind Deine Lippen leicht geöffnet?

Vielleicht zaubert sich auch ein Lächeln in Dein Gesicht?

Ist Deine Stirn entspannt?

Versuche loszulassen.

Spüre noch einmal in Deinen ganzen Körper hinein.

Nimm ein paar tiefe Atemzüge und öffne Deine Augen, wenn es nicht schon längst geschehen ist.

Strecke und räkle Dich.

Kippe Dein Becken sanft vor und zurück.

Mobilisiere so Dein Becken und Deinen unteren Rücken.

Fühle Dich wie neu geboren.

Autogenes Training

Erklärung: Autogenes Training ist ein auf Autosuggestion basierendes Entspannungsverfahren. Entwickelt von Johannes Heinrich Schultz aus der Hypnose.

Nimm eine Körperhaltung ein, in der Du die nächsten Minuten möglichst bewegungsarm und achtsam entspannen kannst.

Bei Bedarf unterlagere Deine Position mit Kissen oder auch Decken.

Werde Dir Deines Atems bewusst, ohne diesen beeinflussen zu wollen.

Erlebe Dein Atemerlebnis und lasse Deinem Atemrhythmus seinen freien Lauf.

Spüre, wie Dein Atem ruhig und gleichmäßig fließt.

Es geschieht von selbst.

Wenn Du möchtest, schließe mit der nächsten oder übernächsten Ausatmung Deine Augen.

Spüre die Kontaktpunkte Deines Körpers auf Deiner Unterlage.

Lasse das Gewicht Deines Körpers in den Boden fließen.

Lasse alle Anspannungen und Verspannungen in die Erde abfließen.

Du bist mit der Mutter Erde verbunden und verwurzelt.

Sie trägt Dich und sie ist für Dich da.

Erlaube Deinem Körper zur Ruhe zu kommen und zu entspannen.

Du bist ruhig, gelöst und entspannt.

Du fühlst Dich ruhig, gelöst und entspannt.

Wenn Du möchtest, folge meinen Worten und stelle Dir in Gedanken die verschiedenen Körperteile vor.

Wenn Du bereit bist, lasse uns gemeinsam beginnen.

Deine Füße haben einen guten Kontakt zum Boden.

Du fühlst Dich getragen und geerdet.

Nimm Deine Füße und Beine bewusst wahr.

Sage Dir nun innerlich und in Gedanken folgende Sätze jeweils dreimal vor.

Dein rechter Fuß ist schwer. (3x)

Du bist ruhig, gelöst und entspannt.

Dein linker Fuß ist schwer. (3x)

Du bist ruhig, gelöst und entspannt.

Dein rechtes Bein ist schwer. (3x)

Du bist ruhig, gelöst und entspannt.

Dein linkes Bein ist schwer (3x)

Du bist ruhig, gelöst und entspannt.

PAUSE.

Nimm Deine Hände und Arme bewusst wahr.

Sie geben Dir die Möglichkeit zu tasten, zu spüren, zu halten, zu streicheln, zu stützen und zu fühlen.

Deine rechte Hand ist schwer. (3x)

Du bist ruhig, gelöst und entspannt.

Deine linke Hand ist schwer. (3x)

Du bist ruhig, gelöst und entspannt.

Du nimmst Deine Arme bewusst wahr.

Sie helfen Dir bei vielen Bewegungsabläufen.

Dein rechter Arm ist schwer. (3x)

Du bist ruhig, gelöst und entspannt.

Dein linker Arm ist schwer. (3x)

Du bist ruhig, gelöst und entspannt.

Nimm Deine Schultern bewusst wahr.

Lasse den Ballast von Deinen Schultern fallen.

Deine Schultern sind schwer. (3x)

Du bist ruhig, gelöst und entspannt.

Nimm Deinen Nacken bewusst wahr.

Auf ihm ruht Dein Kopf.

Dein Nacken ist schwer. (3x)

Du bist ruhig, gelöst und entspannt.

Nimm Dein Gesäß bewusst wahr.

Du sitzt darauf.

Dein Gesäß ist schwer. (3x)

Du bist ruhig, gelöst und entspannt.

Nimm Deinen Bauch bewusst wahr.

Danke Deinem Bauch, dass er die Funktion des zweiten Gehirns übernimmt.

Du kannst Dich auf Dein Bauchgefühl verlassen.

Dein Bauch ist schwer. (3x)

Du bist ruhig, gelöst und entspannt.

Nimm Deine inneren Organe wahr.

Sie versorgen Deinen Körper.

Deine Organe sind schwer (3x).

Du bist ruhig, gelöst und entspannt.

Du nimmst bewusst Dein Baby wahr.

Du bist dankbar für dieses Wunderwerk und dieses Geschenk.

Dein Baby ist ruhig und entspannt.

Du bist ruhig, gelöst und entspannt.

Nimm Deinen Rücken und Deine Wirbelsäule bewusst wahr.

Sie helfen Dir, Dich aufzurichten.

Dein Rücken ist schwer. (3x)

Du bist ruhig, gelöst und entspannt.

Du nimmst Deinen Körper bewusst wahr.

Du bedankst Dich für dieses Wunderwerk.

Dein ganzer Körper ist schwer. (3x)

Du bist ruhig, gelöst und entspannt.

Du nimmst Dein Baby bewusst wahr.

Dein Baby liegt leicht in Deinem Bauch (3x).

Ihr seid beide ruhig, gelöst und entspannt.

Stelle Dir nun vor, die Sonne scheint auf Deinen Körper.

Dein rechter Fuß ist warm. (3x)

Dein linker Fuß ist warm. (3x)

Dein rechtes Bein ist warm. (3x)

Dein linkes Bein ist warm. (3x)

Deine rechte Hand ist warm. (3x)

Deine linke Hand ist warm. (3x)

Dein rechter Arm ist warm. (3x)

Dein linker Arm ist warm. (3x)

Deine Schultern sind warm. (3x)

Dein Nacken ist warm. (3x)

Dein Gesäß ist warm. (3x)

Dein Bauch ist warm. (3x)

Dein Rücken ist warm, (3x)

Dein ganzer Körper ist warm. (3x)

Lasse Deinen Atem geschehen.

Der Atem gleicht einer Welle, die beim Einatmen nach oben schwingt und beim Ausatmen nach unten schwingt.

Der Atem gleicht dem Hin- und Herschwingen von Baumwipfeln.

Dein Atem geht ruhig und gleichmäßig. (3x)

Es atmet Dich.

Spüre nun in Dein Herz hinein.

Du spürst Deinen linken Arm warm.

Die Wärme strömt in Dein Herz.

Ein sanfter, warmer Hauch weht über das Herz.

Dein Herz schlägt ruhig und gleichmäßig. (3x)

Stelle Dir nun vor, eine Wärmflasche liegt auf Deinem Bauch und wärmt Dich.

Dein Sonnengeflecht ist strömend warm. (3x)

Spüre nun Deine Stirn.

Stelle Dir vor eine sanfte Brise weht über Deine Stirn.

Deine Stirn ist angenehm kühl. (3x)

Du bist ruhig, gelöst und entspannt.

Die Ruhe strömt durch Deinen Körper, Deinen Geist und Deine Seele.

Die Ruhe strömt durch Dein Kind.

Es fühlt sich wohl.

Spüre noch einmal in Deinen Körper hinein.

Bringe nun Bewegung in Deinen Körper und fühle Dich erfrischt und wie neu.

Fühle Dich, wie nach einem erholsamen Schlaf.

Progressive Muskelentspannung

Erklärung: Die Progressive Muskelentspannung wurde von Edmund Jacobson entwickelt. Diese Entspannungstechnik funktioniert durch An- und Entspannung bestimmter Muskelgruppen. Wenn Du Dich in der Schwangerschaft nicht mehr anstrengen sollst oder liegen musst, vermeide diese Entspannungsart. Gegebenenfalls nimm Rücksprache mit Deinem Arzt oder Deiner Hebamme.

Finde Dich in einer entspannten Position ein.

Eine Position, die Dir und dem Baby guttun.

Für diese Entspannungstechnik würde ich Dir die Rückenlage empfehlen.

Eine andere Körperhaltung ist jederzeit möglich.

Es soll euch Beiden ja gut und immer besser gehen.

Spüre nach, wie Du auf der Unterlage aufliegst oder sitzt.

Mache es Dir so bequem wie möglich.

Lasse Deinen Kopf sanft von rechts nach links rollen.

Pendle ihn anschließend wieder mittig ein.

Finde so in die Stille und in die Ruhe.

Ich lade Dich ein, durch An- und Entspannung Deiner Muskulatur zur Entspannung zu finden.

Dein Atem begleitet Dich dabei die ganze Zeit.

Er geschieht ohne Dein Zutun.

Er ist der Anker Deines Lebens.

Schließe nun Deine Augen, um ganz bei Dir sein zu können.

Innere Bilder können so leichter vor Deinem geistigen Auge entstehen.

Sollte es noch einer Anspannung in Form eines Räkelns oder eines Streckens bedürfen, gib dem Impuls nach.

Wenn Du möchtest, folge meinen Worten und begleite mich auf die Reise durch Deinen Körper.

Bleibe dabei achtsam gegenüber Dir und Deinem Kind.

Lasse uns beginnen.

Spanne nun Dein rechtes Bein an.

Ziehe Deine Zehen in Richtung Nasenspitze hin und schiebe die Ferse ganz weit weg von Dir.

Spanne so Deinen Ober- und Unterschenkel an.

Wenn es Dir möglich ist, hebe Dein Bein ein paar Zentimeter vom Boden ab, wenn Du einatmest.

Halte die Spannung.

Atme aus und lasse Dein Bein entspannt zum Boden sinken.

Spüre nach.

Spanne nun Dein linkes Bein an.

Ziehe Deine Zehen in Richtung Nasenspitze hin und schiebe die Ferse ganz weit weg von Dir.

Spanne so Deinen Ober- und Unterschenkel an.

Wenn es Dir möglich ist, hebe Dein Bein ein paar Zentimeter vom Boden ab, wenn Du einatmest.

Halte die Spannung.

Atme aus und lasse Dein Bein entspannt zum Boden sinken.

Spüre nach.

Spanne nun Deine dominante Hand an, indem Du eine Faust machst.

Spanne so Deinen ganzen dominanten Arm an.

Wenn es Dir möglich ist, hebe ihn ein paar Zentimeter vom Boden ab.

Halte die Spannung.

Atme aus und lasse Deinen Arm entspannt zum Boden sinken.

Öffne Deine Faust und spüre nach.

Spanne nun Deine andere Hand an und bilde eine Faust.

Spanne Deinen ganzen Arm an.

Wenn es Dir möglich ist, hebe ihn ein paar Zentimeter vom Boden ab.

Halte die Spannung.

Atme aus und lasse Deinen Arm entspannt zum Boden sinken.

Öffne Deine Faust und spüre nach.

Spanne nun Dein Gesäß an.

Zwicke Deine Pobacken fest zusammen und hebe Deinen Po ein kleines Stück vom Boden ab, wenn Du einatmest.

Halte die Spannung.

Atme aus und lasse Dein Gesäß sanft zu Boden sinken.

Spüre nach.

Schiebe nun Deine Schulterblätter in den Boden und hebe Deinen Brustkorb mit der Einatmung ein Stück vom Boden ab.

Halte die Spannung.

Öffne gleichzeitig Dein Herz und lasse die Liebe zu Dir selbst fließen.

Wenn Du möchtest, lasse die Liebe auch zum Deinem Kind fließen.

Atme aus und lasse Deinen Brustkorb wieder sinken.

Spüre nach.

Vielleicht ist soeben ein kleines Lächeln in Deinem Gesicht entstanden.

Dann lasse dieses Lächeln in Dein Herz wandern.

Lenke Deine Aufmerksamkeit auf Deine Schultern.

Sie liegen auf dem Boden.

Mit Deiner nächsten Einatmung ziehe Deine Schultern zu Deinen Ohren.

Dein Hals fühlt sich dadurch kürzer an.

Halte die Spannung.

Atme aus und lasse die Schultern wieder weit weg von den Ohren sinken.

Spüre nach.

Vielleicht konnte so der Ballast von Deinen Schultern herunterpurzeln.

Deine Schultern bleiben am Boden liegen.

Ziehe nun mit Deiner nächsten Einatmung die Arme in die Länge.

Ziehe Deine Schultern weit weg von Deinen Ohren.

Dein Hals fühlt sich dadurch länger an.

Spreize Deine Finger weit auseinander.

Halte die Spannung.

Wenn Du wieder ausatmest, lasse die Schultern in ihre Ausgangsposition zurückgleiten.

Spüre nach.

Dein Kopf ruht am Boden.

Hebe nun sanft den Kopf ein Stück vom Boden ab, wenn Du einatmest.

Spanne so Deinen Nacken an.

Halte die Anspannung.

Mit Deiner nächsten Ausatmung lasse Deinen Kopf wieder zu Boden sinken.

Spüre nach.

Sanft liegt Dein Hinterkopf auf der Unterlage auf.

Die Kopfhaut fühlt sich entspannt an.

Ziehe nun Dein Kinn in Richtung Brustbein.

Mache ein Doppelkinn und bringe Länge in Deinen Hals, wenn Du einatmest.

Halte die Spannung.

Wenn Du ausatmest, lasse die Anspannung los.

Spüre nach.

Dein Kopf ruht entspannt und mittig auf dem Boden.

Mit der nächsten Ausatmung rolle Deinen Kopf sanft und langsam nach rechts.

Lasse Dir dabei so lange Zeit, wie Dein Ausatem anhält.

Mit Deiner nächsten Einatmung rolle Deinen Kopf zur Mitte zurück.

Hier entscheidet auch Dein Atemrhythmus die Dauer Deiner Bewegung.

Rolle Deinen Kopf mit der nächsten Ausatmung sanft nach links.

Mit Deiner nächsten Einatmung rolle Deinen Kopf sanft zur Mitte zurück.

Spüre nach.

Stelle Dir nun vor, Du beißt in eine Zitrone (oder Limette als Variation) und machst ein zitronensaures Gesicht.

Gib dem nach.

Es kann Dich keiner sehen.

Spanne Deine Stirn, Deine Augen, Deine Nase, Deinen Mund und Dein Kiefer an, wenn Du einatmest.

Alles kräuselt sich zu Deiner Nasenspitze hin.

Halte die Spannung.

Atme aus und lasse Deine Gesichtszüge wieder weich werden.

Spüre nach.

Spanne nun Deinen ganzen Körper an.

Gehe auch hier wieder achtsam mit Dir um.

Spanne das an, was für Dich möglich ist.

Alles geschieht während Deiner Einatmung.

Hebe Deine Arme und Deine Beine ein paar Zentimeter vom Boden ab.

Balle Deine Hände zu Fäusten.

Spanne Dein Gesäß an.

Hebe Deinen Brustkorb ein Stück vom Boden ab.

Öffne Dein Herz.

Löse Deinen Kopf ein Stück vom Boden und spanne Deinen Nacken an.

Beiße in Deiner Vorstellung in eine Zitrone (oder Limette) hinein und spanne alle Gesichtsmuskeln an.

Öffne Deine Augen.

Strecke Deine Zunge heraus.

Halte die Spannung.

Lasse mit Deiner nächsten Ausatmung mit einem tiefen Seufzer alles los.

Spüre nach.

Wiederhole diese Anspannung gerne.

Du fühlst Dich ruhig, gelöst und entspannt.

Du bist ruhig, gelöst und entspannt.

Lenke Deine Aufmerksamkeit wieder auf Deinen Körper.

Wie fühlt er sich im Vergleich zum Anfang der Entspannung an?

Kannst Du einen Unterschied feststellen?

Lenke Deine Aufmerksamkeit in Deinen Atem.

Lasse Deine Atemzüge wieder tiefer und intensiver werden.

Dein Körper möchte sich auch wieder bewegen.

Räkle und strecke Dich, so wie am Morgen, wenn Du aufstehst.

Öffne Deine Augen, wenn es nicht schon längst geschehen ist.

Nimm Dir die Zeit, die Du brauchst, um über Deine Lieblingsseite zum Sitzen zu kommen.

Wenn sich Dein Kreislauf stabilisiert hat, finde zum Stehen zurück.

Ich hoffe, diese Körperreise hat Dir gutgetan.

Körperwahrnehmung

Du kommst sanft auf Deiner Unterlage an.

Möchtest Du Deine Beine aufstellen?

Möchtest Du Deine Beine locker zueinander fallen lassen?

Möchtest Du Deine Beine ausstrecken?

Brauchst Du eine Unterlagerung?

Brauchst Du ein Kissen unter Deinen Kopf?

Wie möchtest Du Deine Arme und Hände ablegen?

Entscheide intuitiv.

Vielleicht möchtest Du die Hände auf Deinen Bauch legen, um so die Zweisamkeit mit Deinem Baby zu spüren und zu genießen.

Vielleicht ist Dir auch gerade danach sanft und liebevoll über Deinen Bauch zu streicheln.

Bringe Deine Schultern in eine angenehme Position.

Schließe Deine Augen oder senke sanft Deinen Blick.

Spüre in Deine Auflagenfläche hinein.

Wähle Deine Wohlfühlposition.

Schenke nun Deinem Atem Deine uneingeschränkte Aufmerksamkeit.

Nimm Dein Atemerlebnis bewusst wahr.

Nimm das Einströmen der Luft mit der Einatmung wahr.

Spüre dabei, wie sich Deine Bauchdecke nach außen wölbt und der Brustkorb sich leicht hebt.

Nimm das Ausströmen der Luft bei der Ausatmung wahr.

Spüre dabei, wie sich Deine Bauchdecke und Dein Brustkorb wieder senken.

Erlaube nun Deinem Atem eigenständig zu geschehen, ohne dass Du ihn beeinflusst.

Vielleicht fällt Dir das Atmen zurzeit ein wenig schwerer?

Das ist völlig normal.

Du atmest für zwei Personen.

Der Atem strömt in Deinen Körper hinein und wieder hinaus.

Dein Körper nimmt den Sauerstoff in jeder Zelle auf und gibt nach außen die verbrauchte Luft wieder ab.

Nimm nur wahr.

Bleibe wertfrei.

Ich lade Dich nun ein, Deinen Körper von unten bis oben zu scannen.

Schenke den genannten Körperteilen Deine Aufmerksamkeit und lasse mit jeder Ausatmung immer mehr los.

Sinke mit jeder Ausatmung und mit jedem Loslassen tiefer in Deinen Platz ein.

Du kannst alles, was Dich belastet, in den Boden abfließen lassen.

Lenke Deine Aufmerksamkeit in Deine Fußsohlen und in jeden Zeh hinein.

Nimm wahr und lasse los.

Wandere über Deine Fersen weiter zu Deinen Waden und zu Deinen Schienbeinen.

Nimm wahr und lasse los.

Du nimmst den Kontakt zu Deinen Unterschenkeln auf.

Nimm wahr und lasse los.

Spüre in Deine Kniegelenke hinein.

Nimm wahr und lasse los.

Fühle Deine Oberschenkel und Dein Gesäß ganz bewusst.

Nimm wahr und lasse los.

Lenke Deine Aufmerksamkeit auf Deinen unteren, Deinen mittleren und Deinen oberen Rücken.

Nimm wahr und lasse los.

Konzentriere Dich ganz auf Deine Wirbelsäule und Deine Wirbelgelenke.

Erlaube Deinen Bandscheiben durchzuatmen und sich wieder mit Flüssigkeit aufzufüllen.

Nimm wahr und lasse los.

Spüre in Deinen Bauch und in Deine Bauchorgane hinein.

Nimm wahr und lasse alle Anspannungen los.

Dein Körperscan geht weiter zu Deinen Schultergelenken und zu Deinen Armen.

Nimm wahr und lasse los.

Nimm dabei auch Deine Achselhöhlen und Deine Ellbogengelenke wahr.

Nimm wahr und lasse los.

Wandere weiter zu Deinen Händen und zu jedem einzelnen Finger.

Nimm wahr und lasse los.

Streiche in Gedanken sanft über Deinen Nackenbereich.

Nimm wahr und lasse los.

Du bist ganz oben an Deinem Kopf angekommen.

Spüre Deine Kopfhaut.

Nimm wahr und lasse los.

Streiche sanft über Dein Gesicht.

Schenke Deinen Augen, Deiner Nase, Deinem Mund, Deinen Wangen, Deinem Kiefer und Deiner Stirn ihre Aufmerksamkeit.

Nimm wahr und lasse los.

Lenke Dein Bewusstsein noch einmal auf Deine Atmung.

Spüre das Heben und Senken Deiner Bauchdecke und Deines Brustkorbes.

Übertrage diese Bewegung auf Deinen ganzen Körper.

Öffne Deine Augen und bringe eine wohltuende Bewegung in Deinen Körper.

Mobilisiere, dehne, schüttle oder strecke Dich und finde zum Sitzen zurück.

Fluss des Lebens

Suche Dir im Raum oder bei Dir zu Hause einen angenehmen Platz für die Entspannung aus.

Du kannst Dich hinlegen oder Dich hinsetzen.

Es sollte für Dich und Dein Kind bequem sein.

Lasse Dich darauf ein, Deinem Körper zu lernen sich zu entspannen.

Bleibe wertfrei.

Wenn Du möchtest, schließe gerne Deine Augen.

Lenke Deine Aufmerksamkeit nun nach innen.

Nimm Deinen Atemrhythmus wahr.

Lasse es zu, dass sich Dein Atem mit jeder Einatmung in Deinem Körper ausbreiten darf.

Es fühlt sich wie ein Fluss an.

Betrachten wir das Element Wasser.

Schwimmst Du gerne an der Oberfläche oder tauchst Du auch gerne in das Wasser ein?

Vertraust Du Deinem Fluss des Lebens?

Lässt Du Dich einfach treiben oder musst Du ganz genau wissen, wohin der Weg Dich führt?

Brauchst Du die Sicherheit in Deinem Leben oder bist Du offen für etwas Neues?

Schöpfst Du Kraft aus dem Element Wasser?

Spürst Du diese Energie, wenn Du Wasser trinkst?

Wie fühlt sich für Dich eine Dusche an?

Du stehst unter der Brause und lässt das Wasser über Deinen Körper laufen.

Du lässt dabei alles abfließen und fortfließen, was Du nicht mehr benötigst.

Du reinigst Dich.

Wie fühlt sich das an?

Warmes Wasser wärmt Dich und kaltes Wasser erfrischt Dich.

Spüre einmal in Deinen Lebensfluss hinein.

Zu Deinem Lebensfluss gehört auch das Heranwachsen Deines Kindes dazu.

Es schwimmt in Deiner Fruchtblase und ist so auch mit dem Element Wasser verbunden.

Es wird mit allen Nährstoffen versorgt und hat somit seinen eigenen Fluss des Lebens.

Das Kind vertraut Dir und fühlt sich bei Dir wohl.

Welchen Fluss des Lebens wünschst Du Deinem Kind?

Lege gerne die Hände auf Deinen Bauch und spüre euren gemeinsamen Fluss des Lebens.

Verweile hier für einen Moment.

Ich hole Dich dann wieder zurück.

PAUSE

Konntest Du Deinen Lebensfluss wahrnehmen?

Konntest Du in den Lebensfluss Deines Kindes eintauchen?

Bleibe wertfrei.

Mit Deiner nächsten oder übernächsten Ausatmung bringe wieder Bewegung in Deinen Körper hinein.

Dies kann ein Räkeln, ein Strecken, ein Mobilisieren oder ein Dehnen sein.

Spüre Dich wach und lebendig.

Lasse Deine Atemzüge wieder tiefer und intensiver werden.

Ich wünsche Dir und Deinem Kind einen harmonischen Fluss eures Lebens.

Schätze und Werte

(Sollte Dir die Vorstellung einer Höhle unangenehm sein, lasse diese Geschichte aus)

Finde Dich in Deiner Entspannungsposition ein.

Diese kann jedes Mal anders sein.

Manchmal möchte man sich in der Rückenlage ablegen und ein anderes Mal möchte man sich hinsetzen.

Lasse dies Deinen Körper intuitiv entscheiden.

Egal, ob Du liegst oder sitzt.

Spüre, wie Du von der Erde liebevoll gehalten und getragen wirst.

Damit Bilder leichter vor Deinem geistigen Auge entstehen können, lade ich Dich ein, Deine Augen zu schließen.

Sie ruhen sanft hinter den Augenlidern.

Nimm nun Deine Atmung und Deinen Atemstrom wahr.

Lasse diesen Strom fließen.

Er findet seinen Weg von allein.

Dieses Fließen wirkt beruhigend und entspannend auf Dich.

Dein Geist findet so leichter zur Ruhe.

Das kleine quengelige Kind in unserem Kopf darf auch einmal eine Pause machen.

Ich lade Dich nun zu einer Reise in eine Höhle ein.

In dieser Höhle kannst Du aufrecht stehen.

Es fällt ausreichend Tageslicht in die Höhle hinein, so dass sie hell ist.

In der Höhle ist es angenehm warm.

Sie ist stabil, so dass Du Dich sicher fühlen kannst.

Du schaust Dich um und gehst ein Stück tiefer hinein.

Diese Höhle ist eine ganz besondere.

In ihr findest Du wahre Schätze.

Welche mögen das wohl sein?

Welche wirst Du entdecken?

Du gehst durch einen hellen Tunnel tiefer in die Höhle hinein.

Am Ende des Tunnels entdeckst Du eine Schatztruhe.

Ich habe das Gefühl, Du hast den Schatz entdeckt.

Was mag wohl in dieser Schatztruhe sein?

Du machst Dich auf den Weg dorthin und öffnest vorsichtig die Truhe.

Sie ist nicht verschlossen.

Was siehst Du?

Die Schatztruhe ist leer.

Du bist enttäuscht.

Schau noch einmal genau hin.

Im Deckel der Schatztruhe ist ein Spiegel angebracht.

Du siehst gerade in Dein Spiegelbild hinein.

Du hast einen wahren Schatz entdeckt.

Die Truhe enthält keine Edelmetalle oder andere Schätze.

Oder doch?

Schaue einmal genau hin und höre zu.

Der Spiegel möchte Dir etwas mitteilen.

Er sagt zu Dir: „Du bist einzigartig.“

„Du bist gut, genauso wie Du bist.“

Der Spiegel kann nämlich tief in Dein Herz hineinschauen.

Es entstehen Bilder vor Deinem geistigen Auge.

Bilder von Momenten, wo Du etwas Gutes getan hast.

Kannst Du die Bilder sehen?

Momente, in denen Du anderen geholfen hast und für sie da warst.

Momente, in denen Du Trost gespendet hast.

Momente, in denen Du ehrlich warst.

Momente, in denen Du anderen eine Freude gemacht und sie zum Lachen gebracht hast.

Momente, in denen Du zugunsten jemand anderem auf etwas verzichtet hast.

Schau einmal genau hin, was Dir der Spiegel zeigt.

Verweile hier für einen Moment.

Ich hole Dich dann wieder zurück.

PAUSE

Du kannst nicht glauben, was Du hörst und siehst.

Es sind wahre Schätze.

Der Spiegel erzählt Dir, welche positiven Eigenschaften Du hast.

Werte, die Dir in die Wiege gelegt wurden.

Ehrlichkeit, Freundlichkeit, Hilfsbereitschaft, Zuverlässigkeit und noch Einiges mehr.

Dir wird warm um Dein Herz und Du fühlst Dich wohl.

Die Werte Deines Kindes legst Du ihm in die Wiege.

Es sind die Eigenschaften, die Du ihm vermittelst und beibringst.

Du lebst es Deinem Kind vor.

Welche Werte möchtest Du Deinem Kind an die Hand geben?

Verweile hier für einen Moment.

Ich hole Dich dann wieder zurück.

PAUSE.

Mit Deiner nächsten oder übernächsten Ausatmung komme wieder ganz bei Dir an.

Du schließt die Truhe und verlässt wieder die Höhle.

Du kommst wieder im Hier und Jetzt an.

Spüre nach.

Wenn Du möchtest, beginne Dich langsam wieder zu bewegen und schaukle sanft hin und her.

Mobilisiere so Deinen unteren Rücken.

Öffne Deine Augen und komme wieder zum Sitzen zurück.

Ich wünsche Dir, dass Du Deine verborgenen, inneren Schätze sehen konntest und immer wieder neu zum Funkeln bringst.

Und ich bin mir sicher, Du wirst diese Schätze an Dein Kind weitergeben.

Traute Welt

Suche Dir eine Position aus, in der Du Dich wohlfühlst.

Wie möchtest Du Deine Arme und Beine ablegen?

Wie dürfen Deine Finger und Zehen ruhen?

Möchtest Du Deine Augen schließen oder geöffnet lassen?

Lasse alle negativen Gedanken von Dir abfallen.

Packe alles, was auf Deinen Schultern liegt, in einen Rucksack hinein und stelle ihn ganz weit weg von Dir.

Stelle dabei fest, wie sich Deine Schultern automatisch zu senken beginnen.

Zeit für Dich und Zeit für Deinen Körper.

Erlaube Deinem Körper schwerer zu werden und tiefer in Deine Unterlage zu sinken.

Gib Deinem Körper Länge von Deinen Haarspitzen bis zu Deinen Fußspitzen.

Wenn Du möchtest und es Dir guttut, seufze oder gähne.

Mit Deinem nächsten oder übernächsten Atemzug komme bei Dir an.

Langsam stellt sich das Gefühl von Ruhe und Harmonie bei Dir ein.

Ich lade Dich ein, Dir in Deiner Vorstellung eine eigene Traumwelt zu erschaffen.

Dein eigenes, friedliches, beschütztes Paradies.

Deine eigene, kleine, heile Welt.

Einen Ort, an dem Du Dich zu Hause fühlst.

Einen Ort, an dem es nur Liebe gibt.

Einen Ort voller Harmonie und Ruhe.

Lasse diesen Ort nun in Deiner Fantasie entstehen.

Baue in diese Vorstellung auch Dein Baby mit ein.

Beginne für euch ein eigenes, kleines Reich zu erschaffen.

Wie mag es wohl aussehen?

In Deiner Fantasie ist alles möglich.

Lebst Du in einer gemütlichen Wohnung?

Darfst Du ein Haus mit Garten Dein Eigen nennen?

Lebst Du in der Stadt oder auf dem Land?

Lebst Du in den Bergen oder lieber am Meer?

Wer ist alles an Deiner Seite?

Was soll alles für Dein Kind, in Deiner trauten Welt, vorhanden sein?

Was möchtest Du dem Kind mit auf den Weg geben?

Was brauchst Du alles, um glücklich und zufrieden zu sein?

Ist in Deiner Welt auch jemand für Dich da, wenn es Dir nicht so gut geht?

Hört Dir jemand zu, wenn Du Kummer oder Sorgen hast?

Nimmt Dich jemand in den Arm, wenn Du es brauchst?

Hast Du gute Freunde an Deiner Seite?

Hast Du das Glück, dass diese traute Welt vielleicht sogar schon existiert?

Wenn nicht, was braucht es dazu, damit es so sein und werden kann?

Stecken wir unsere Ziele nicht zu hoch, denn sonst sind sie vielleicht unerreichbar?

Seien wir auch einmal zufrieden, mit dem was wir haben.

Bleibe hier noch für einen Moment.

Ich hole Dich dann wieder zurück.

PAUSE

Wie fühlst Du Dich in Deinem Paradies?

Wie fühlst Du Dich in Deiner Traumwelt?

Oder bist Du doch in der Wirklichkeit?

Verlasse die Welt der Fantasie und kehre ins hier zurück.

Spüre die Ruhe und die Entspannung in Dir.

Spüre das Gefühl von Ruhe und Zufriedenheit.

Du weißt, Du kannst jederzeit an diesen Ort der Fantasie zurückkehren.

Noch schöner wäre es, wenn Du Deinen Lebensweg als Paradies bezeichnen könntest.

Das wünsche ich Dir von Herzen.

Kopfschmerzen

Hast Du ab und zu Kopfschmerzen?

Dann lasse es uns versuchen, sie erträglicher zu machen.

Richte Dich auf Deinem Entspannungsplatz ein.

Schließe gerne Deine Augen.

Wenn Du möchtest, lege Dir ein warmes Wärmekissen in den Nacken oder eine kühlende Augenkompresse auf Deine Augen und auf Deine Stirn.

Ich lade Dich nun auf einen virtuellen Spaziergang zu einem Fluss ein.

Du spazierst durch einen Wald.

Wie sieht Dein Wald in Deiner Fantasie aus?

Ist es ein Wald mit Laubbäumen, mit Tannenbäumen oder ist es ein Mischwald?

Vielleicht ist es auch ein Wald in Deiner Nähe?

In Deiner Fantasie ist alles möglich.

Dein Weg führt Dich weiter.

Du gehst auf dem Damm entlang und kommst auf einen Weg, der zum Fluss führt.

Wie sieht Dein Fluss aus?

Vielleicht ist das Wasser blau und klar?

Das Wasser sucht sich seinen Weg durch das Flussbett.

Es fließt an Bäumen, an Felsen und an Steinen vorbei.

Da entdeckst Du eine Kiesbank und machst Dich auf den Weg dorthin.

Das Wasser fließt an Dir vorbei.

Es hat eine beruhigende Wirkung auf Dich.

Eine sanfte Brise weht Dir durch Dein Haar und streicht sanft über Dein Gesicht.

Du streckst Dein Gesicht dem Wind entgegen.

Du spürst den Wind in Deinem Gesicht.

Es ist ein schönes Gefühl.

Du spürst, wie mit jedem Windhauch Deine Stirn sanft gekühlt und geglättet wird.

Das tut gut.

Du spürst, wie mit jedem Windhauch Deine Sorgen weggeweht werden.

Du spürst, wie mit jedem Windhauch Deine Kopfschmerzen nachlassen.

Die Luft ist erfrischend und klar.

Gleichzeitig wärmen die Sonnenstrahlen Dein Gesicht.

Deine Gesichtszüge entspannen sich immer mehr.

Mit jedem Atemzug kannst Du immer mehr loslassen.

Deine Schultern sinken immer tiefer.

Dein Nacken fühlt sich immer entspannter an.

Das Pochen in Deinen Schläfen lässt nach.

Mit jedem Atemzug werden die Kopfschmerzen leichter.

Der Fluss nimmt sie mit.

Du fühlst Dich wohl.

Du fühlst Dich ruhig, gelöst und entspannt.

Der Spaziergang zur Kiesbank hat Dir gutgetan.

Verabschiede Dich von Deinem Ausflug an den Fluss.

Bringe wieder eine wohltuende Bewegung in Deinen Körper.

Öffne wieder Deine Augen und komme wieder bei Dir an.

Ich wünsche Dir, dass Deine Kopfschmerzen erträglicher geworden sind.

Vielleicht sind sie auch verschwunden?

Kerzenlicht

Wähle eine für Dich entspannte Position aus.

Richte Dich dort ein und finde Dich dort ein.

Lege Deine Hände auf Deinen Bauch.

Spüre die Wärme Deiner Hände auf dem Bauch.

Nimm Kontakt zu Deinem Baby auf.

Es ist ein angenehmes und ein schönes Gefühl.

Vielleicht möchtest Du auch liebevoll über Deinen Bauch streicheln?

Dann gib diesem Impuls nach.

Mit der Aufmerksamkeit zu Deinem Kind kehrt langsam Ruhe in Deinen Körper ein.

Erlebe gemeinsam mit Deinem Kind euer Atemerlebnis.

Lasse Deinen Atem geschehen.

Ein und aus.

Du spürst, wie sich Deine Bauchdecke dabei sanft hebt und senkt.

Stelle Dir vor es ist bereits Abend und draußen ist es schon dunkel.

Der Mond scheint und die Sterne funkeln am Himmelszelt.

Ist das nicht ein schönes Bild?

Wenn Du möchtest, stelle Dir nun vor, Du zündest eine Kerze an.

Das Licht gibt Dir das Gefühl von Behaglichkeit und Wärme.

Das Kerzenlicht erfüllt den ganzen Raum.

Es ist Dein ganz persönliches Licht mit besonderen Fähigkeiten.

Das Licht leuchtet und schickt seine Strahlen in den Raum hinein.

Das Licht erreicht Deine Kopfkrone.

Lasse in Gedanken das Licht durch Deinen Kopf in Deinen Körper fließen, bis er ganz von diesem Licht erfüllt ist.

Stelle Dir vor, Du erstrahlst wie eine Lichtsäule.

Dieses Licht breitet sich in jeder einzelnen Zelle Deines Körpers aus.

Auch Dein Baby wird in diesen Schutzmantel eingehüllt.

Kannst Du Dir das vorstellen?

Deine Energie wird neu aufgeladen.

Die Energie des Babys wird neu aufgeladen.

Es braucht viel Energie um wachsen zu können.

Dieses Licht nimmt auf dem Weg zur Erde alles mit, was Dich belastet und was Du nicht mehr brauchst.

Lerne negative Gedanken loszulassen.

Spüre das neue Leben und das Licht in Dir.

Du bist ruhig, gelöst und entspannt.

Du atmest ruhig, gelöst und entspannt.

Du kannst auch gerne mit dem Kerzenlicht ein Gespräch führen, wenn Dir danach ist und es Dir guttut.

Du spürst die Wärme Deiner Hände auf dem Bauch.

Du spürst den Kontakt zu Deinem Baby.

Du kannst ihm erzählen, was Du gerne möchtest.

Lenke Deine Aufmerksamkeit nach innen zu Deinem Herzen.

Lasse das Licht und die Wärme in Dein Herz strömen.

Du kannst auch gerne die Hand auf Dein Herz legen.

Du bist ganz ruhig, gelöst und entspannt.

Dein Atem ist ruhig, gelöst und entspannt.

Du fühlst Dich ruhig, gelöst und entspannt.

Behalte dieses angenehme Gefühl in Dir.

Konzentriere Dich wieder auf Deinen Atem.

Spüre, wie Du voller Leben bist.

Recke Dich.

Strecke Dich.

Gähne, so wie am Morgen, wenn Du aufstehst.

Öffne die Augen, um wieder im Hier und Jetzt anzukommen.

Vielleicht magst Du das nächste Mal wieder gerne eine Kerze anzünden, wenn Dir diese Fantasiereise gutgetan hat.

Die Schale mit Energie

Du hast das Gefühl keine Energie mehr zu haben?

Du fühlst Dich gerade überfordert und müde?

Dann begleite mich auf eine kleine Meditation und tue Dir etwas Gutes damit.

Vielleicht können wir gemeinsam ein wenig Energie auftanken.

Setze Dich sanft und ruhig auf einen Stuhl.

Du kannst frei und aufrecht sitzen, oder Deinen Rücken anlehnen.

Schließe gerne Deine Augen, um besser wahrnehmen zu können.

Möchtest Du eine andere Position wählen, dann mache das gerne.

Lege Deine Hände dort auf, wo Du möchtest.

Das kann Dein Babybauch oder Deine Oberschenkel sein.

Stelle Dir nun vor über Deinem Kopf schwebt eine Schale.

Diese Schale ist gefüllt mit einem hellen Licht, bestehend aus reiner Energie.

Diese Energie wartet darauf, Deinen Körper neu aufzuladen.

Die Schale neigt sich und das helle Licht verteilt sich um Deinen ganzen Körper.

Es beginnt über Deinem Kopf.

Sanft fließt es an Deiner Wirbelsäule entlang nach unten.

Vorher macht es noch einen Abstecher über Deine Schultern, Deine Arme und Deine Hände.

Es erreicht auch jeden einzelnen Finger.

Das Licht fließt die Halswirbelsäule entlang nach unten.

Danach folgen die Brustwirbelsäule und die Lendenwirbelsäule.

Es erreicht das Kreuzbein und das Steißbein.

Das Licht umschmeichelt Deinen Bauch.

Es fließt weiter nach unten über Dein Gesäß, Dein Becken und Deine Hüften.

In zwei Strömen fließt es Deine Beine nach unten und erreicht Deine Fußgelenke, Deine Fußsohlen und jeden einzelnen Zeh.

Dieses Licht fühlt sich wie ein Schutzmantel an.

Du kannst Dir auch gerne vorstellen, Du bist in eine Decke eingehüllt.

Ein anderer Vergleich wäre eine warme Dusche.

Aus dem Brausekopf kommt aber kein Wasser, sondern pure Energie in Form von Licht.

Wie fühlt sich das für Dich an?

Gib dem Körper Zeit, jede einzelne Zelle wieder aufzutanken.

Man könnte auch sagen, Du lädst Deinen Akku wieder auf.

Spürst Du Wärme, wo Dich das Licht berührt?

Spürst Du vielleicht ein sanftes Kribbeln?

Gedanken kommen und Gedanken gehen, nimm einfach nur wahr.

Gibt es vielleicht eine Stelle, die besonders Deiner Aufmerksamkeit bedarf?

Dann verweile dort ein bisschen länger.

Vielleicht spürst Du heute ein Ziehen in Deinem Bauch oder der Rücken drückt Dich?

Die Schale enthält genug Energie.

Genau die Menge, die Du benötigst.

Wenn die Energie in die Erde fließt, nimmt sie alles mit, was Du nicht mehr benötigst.

Versuche loszulassen und abzugeben.

Beziehe Deinen Atem mit ein.

Mit jeder Einatmung nimmst Du neue Energie auf.

Mit jeder Ausatmung lasse alles los, was Dich belastet und Du nicht mehr brauchst.

Lasse den Ballast abfallen, um mit neuer Energie zu agieren.

Verweile hier für einen Moment.

Ich hole Dich dann wieder zurück.

PAUSE

Spüre in Deinen aufgetankten Körper hinein und spüre, wie Du Dich gerne wieder bewegen möchtest.

Räkle Dich und strecke Dich.

Du fühlst Dich ruhig, gelöst und entspannt.

Du bist bereit für das, was heute noch kommt.

Nach Regen folgt Sonnenschein

Räkle Dich in Deine Entspannungsposition hinein.

Tauche in Deine innere Ruhe ein.

Wenn Dein Körper noch eine kurze Anspannung benötigt, um in die Entspannung zu gleiten, dann gib diesem Gefühl gerne nach.

Lasse nun auch Deinen Geist zur Ruhe kommen.

Die Gedanken kommen und gehen.

Mal verlangen sie ständig nach Aufmerksamkeit und mal ziehen sie schnell vorbei, wie die Wolken am Gewitterhimmel.

Manchmal fühlen wir uns gut und manchmal geht es uns schlecht.

Es gibt ein altes Sprichwort: „Nach Regen folgt Sonnenschein".

Stelle Dir nun vor, es ist ein schwülwarmer Sommertag.

Die Luft ist drückend und es liegt ein Gewitter in der Luft.

Für Dich ist das bestimmt anstrengend.

Ich bin mir sicher, Du findest einen Weg, dass es Dir wieder besser geht.

Die ersten dunklen Wolken ziehen heran und in der Ferne hörst Du es schon donnern.

Der Wind frischt auf und es fängt zu regnen an.

Die Natur zeigt ihre Kraft in Form von Blitzen am Himmel.

Manchmal braut sich auch in uns eine Art von Gewitter zusammen und wir sind froh, wenn sich diese Spannung wieder lösen kann.

Das geschieht dann, wenn uns etwas über den Kopf wächst oder etwas zu viel wird.

Vielleicht kennst Du so eine Situation?

Vielleicht geht es Dir gerade so, dass Dir viele Fragen auf dem Herzen liegen?

Geht es meinem Kind gut?

Wie geht es mir?

Mache ich alles richtig?

Habe ich etwas vergessen zu erledigen?

Bin ich gut vorbereitet?

Mit diesen Fragen stehst Du nicht alleine da in der Schwangerschaft.

So geht es vielen werdenden Müttern.

Ich hoffe, es ist jemand an Deiner Seite, den Du um Rat fragen kannst.

Das Gewitter lässt nach und die dunklen Wolken verziehen sich.

Die Sonne bahnt sich einen Weg durch das Wolkenfeld.

Da entdeckst Du einen Regenbogen am Himmel.

Wie schön doch dieses Naturschauspiel ist.

Meinst Du, wir finden einen Schatz am Ende des Regenbogens?

Dann lasse uns die Reise zum Regenbogen wagen.

Stelle Dir nun einen Regenbogen vor.

Er beginnt auf der Erde und reicht bis weit in den Himmel hinein.

Würdest Du gerne den Regenbogen berühren?

Wie würde sich das anfühlen?

Der Regenbogen strahlt Ruhe, Geborgenheit und Wärme aus.

Er ist etwas Besonderes.

Ich finde ihn mystisch und geheimnisvoll.

Tauche mit mir in die Farben des Regenbogens ein:

- Rot steht für das Leben.
- Orange steht für die Heilung.
- Gelb steht für die Sonne.
- Grün steht für die Natur.
- Dunkelblau/Indigo steht für die Klarheit.
- Lila/Violett steht für die Seele.
- Blau steht für den Frieden.

Ich finde, wir haben viele Schätze gefunden.

Was löst das in Dir aus?

Diese Schätze wünsche ich Dir und Deinem Kind.

Vielleicht hat der Regenbogen Deine Energiezentren aufgefüllt?

Spüre dem nach.

Erinnere Dich an die Bedeutung des Regenbogens, wenn Du das nächste Mal einen siehst.

Komme wieder zurück und bewege Dich sanft.

Ich hoffe, ich konnte den Regen vertreiben und die Sonne für Dich scheinen lassen.

Glück

Ich freue mich, dass Du mich heute auf eine Fantasiereise begleitest.

Bevor sie beginnt, mache es Dir so bequem wie möglich.

Fühle bewusst in Deinen Körper hinein.

Du bist ruhig, gelöst und entspannt.

Deine Hände und Arme sind schwer und warm.

Dein Nacken und Deine Schultern sind schwer und warm.

Deine Füße und Beine sind schwer und warm.

Dein ganzer Körper ist schwer und warm.

Es ist genauso gut möglich, dass Du anstatt Schwere, das Gefühl von Leichtigkeit wahrnimmst.

Bleibe wertfrei.

Deine Atmung geht ruhig und gleichmäßig.

Dein Gesicht ist gelöst und entspannt.

Dein Kopf ist frei und leicht.

Schließe nun gerne Deine Augen, falls dies nicht schon automatisch geschehen ist und folge meinen Worten.

Ich lade Dich ein, Dich an ein Erlebnis oder an einen Ort zu erinnern, an dem Du Dich glücklich gefühlt hast.

Vielleicht denkst Du gerade an den Tag zurück, an dem Du erfahren hast, dass Du ein Kind erwartest?

Erlebe noch einmal dieses Glücksgefühl.

Nimm diesen Moment der Emotionen vollständig in Dir auf.

Wie fühlt es sich an?

Manchmal ist das Glück zum Greifen nahe und manchmal scheint es so weit weg von einem zu sein.

Hast Du das Gefühl, Du könntest die ganze Welt umarmen?

Wie nimmt Dein Körper das Glücksgefühl wahr?

Fühlst Du Dich entspannt?

Ist Deine Muskulatur entspannt?

Ist Dein Gesicht entspannt?

Zeichnet sich ein Lächeln auf Deinen Lippen ab?

Vielleicht wird Dir auch warm um Dein Herz?

Spüre diesem Gefühl noch einmal nach und genieße es.

Es ist schön, wenn Glückshormone freigesetzt werden.

Dies muss nicht unbedingt in Form von Schokolade passieren.

Obwohl, ich muss zugeben, dass wäre auch verlockend.

PAUSE

Lenke Deine Aufmerksamkeit wieder auf Deinen Körper und auf Deine Atmung.

Bringe Bewegung in Deinen Körper.

Wenn Du möchtest, hole beide Beine zu Dir ran und schaukle sanft hin und her.

Oder rolle Dich auf die Seite und mache Dich ganz klein.

Mache das, was Dir jetzt guttut.

Spüre nach.

Wenn Du so weit bist, komme über Deine rechte Seite wieder zum Sitzen zurück.

Wenn ich Dich so ansehe, wirkst Du glücklich.

Du wirkst nicht nur glücklich, sondern Du schaust auch glücklich aus.

Das freut mich.

Liebe

Versuche nun eine mühelose und entspannte Haltung, in der Du die nächsten Minuten verweilen kannst, einzunehmen.

Schließe sanft Deine Augen und bleibe ganz bei Dir.

Nimm wahr, wie Du vom Boden getragen wirst.

Lasse die Gedanken und Geräusche vorbeiziehen, wie die Schäfchenwolken am Himmel.

Bleibe ein ferner Betrachter, ohne dem nachzugehen.

Wandere mit Deiner Aufmerksamkeit zu Deinem Atem.

Nimm wahr, wie die Atemluft in Deinen Körper einströmt und wieder herausströmt.

Ein und aus.

Ganz ruhig, gleichmäßig und von allein.

Bewege Deinen Kopf sanft von rechts nach links.

Lasse die Bewegung ruhiger werden, bis Dein Kopf mittig liegen bleibt.

Wähle eine angenehme Position für Deinen Kopf.

Schließe Deine Augen, um ganz bei Dir sein zu können.

Während Du Deinen Körper in einen ruhigen Zustand bringst, lenke Deine Aufmerksamkeit nach innen.

Spüre Deinen Körper, wie er auf der Unterlage aufliegt.

Lasse uns mit der Fantasiereise beginnen.

Lenke nun Deine Aufmerksamkeit in Dein Herz.

Kannst Du Deinen Herzschlag wahrnehmen und spüren?

Wenn Du möchtest, lege gerne eine Hand auf Dein Herz.

Wir brauchen unser Herz zum Leben.

Es schlägt mal langsamer und es schlägt mal schneller.

Wenn wir uns anstrengen, schlägt es schneller.

Wenn wir verliebt sind, schlägt es schneller.

Vielleicht konntest Du beim Ultraschall schon den Herzschlag Deines Kindes hören und wahrnehmen?

Ist das nicht ein tolles Gefühl?

Es gleicht einem Wunder.

Gleichzeitig wird die Liebe zu diesem heranwachenden Kind immer inniger und tiefer.

Das Herz spürt es am meisten, wenn wir jemanden mögen.

Unsere Gefühle entstehen aus dem Herzen heraus.

Den Satz: „Mir wird ganz warm um das Herz", hast Du bestimmt schon einmal gehört.

Lenke nun bewusst Deine Aufmerksamkeit in Dein Herz.

Öffne es und lasse die Liebe zu Dir und Deinem Kind fließen.

Wie fühlst Du Dich bei diesen Gedanken?

Spüre dem nach.

Du spürst die Liebe in Deinem Herzen.

Lenke Deine Aufmerksamkeit wieder auf Deinen Körper.
Strecke Dich und räkle Dich.

Bewege Dich von den Fußspitzen bis zu den Haarspitzen.

Nimm noch ein paar tiefe Atemzüge.

Vielleicht möchtest Du einen tiefen Seufzer von Dir geben.

Dann tue es.

Nimm diese Fantasiereise mit in Deinen Alltag und in Dein Leben.

Ich wünsche Dir von Herzen, dass die Liebe in Deinem Herzen zu Dir und zu anderen fließen kann.

Ich wünsche Dir, dass Du die Liebe zu Deinem ungeborenen Kind wachsen lässt und es auch dem Neugeborenen entgegenbringst.

Ich wünsche Dir, dass Dir die Liebe zurückgegeben wird, die Du aussendest.

Empfindungen und Berührungen

Ich lade Dich ein, mir auf eine Fantasiereise in eine Welt der Empfindungen und Berührungen zu folgen.

Meine ruhige und sanfte Stimme begleitet Dich dabei.

Du hast es Dir auf Deinem Entspannungsplatz bequem gemacht, sodass wir mit unserer Fantasiereise beginnen können.

Stelle Dir nun in Deiner Fantasie das Bild eines Flusses vor.

Es ist der Fluss der Empfindungen und Berührungen.

Du befindest Dich auf einer Wiese.

Auf der Wiese steht eine kleine Hütte am Flussufer.

Du bist neugierig und gehst darauf zu.

Du möchtest gerne einen Blick in die Hütte werfen.

In der Hütte sind Ruderboote untergebracht.

Ein Ruderboot sticht Dir besonders ins Auge.

Es ist mit weichen Kissen ausgepolstert.

Du gehst in die Hütte hinein.

Sanft streichst Du über die Kissen.

Wie fühlt sich das an?

Da bekommst Du Lust auf eine Bootsfahrt.

Wie von Zauberhand gleitet das Boot in das Wasser.

Du sollst Dich ja nicht anstrengen.

Du kommst am Ufer an und machst es Dir im Boot bequem.

Dein Blick schweift umher.

Um die Hütte herum befinden sich Wiesen und Felder.

Auf der anderen Flussseite entdeckst Du einen wunderschönen Wald.

Es sieht fast wie ein Märchenwald aus

Alles um Dich herum wirkt harmonisch.

Du fühlst Dich ruhig, gelöst und entspannt.

Du lässt Dich auf dem Fluss der Berührungen treiben.

Es passiert von ganz allein.

In der Fantasie ist nämlich alles möglich.

Die Sonne scheint und umhüllt Dich mit ihrer Wärme.

Du nimmst den Duft des Wassers wahr.

Du entdeckst sogar ein paar Seerosen.

In Deiner Fantasie ist das auch an einem Fluss möglich.

Möchtest Du sie vielleicht sogar sanft berühren?

Vielleicht kannst Du sogar das Zirpen von Grillen wahrnehmen?

Du treibst sanft auf dem Fluss der Empfindungen und Berührungen.

Wenn Du möchtest, schließe gerne Deine Augen.

Möchtest Du Deine Hand in das erfrischende Wasser eintauchen?

Es ist schön, so dahinzutreiben.

Die sanfte Berührung mit dem Wasser zu spüren.

Welche Empfindungen löst das bei Dir aus?

Das Boot steuert auf ein Ufer zu.

Am Ufer entdeckst Du eine Person, die im Gras sitzt.

Lasse Deinen Bauch entscheiden, wer diese Person ist.

Das kann ein Mensch Deiner Fantasie sein.

Das kannst Du selbst sein.

Das kann ein guter Freund / eine gute Freundin sein.

Das kann Dein Kind sein.

Nimm das Bild, das entsteht an und bewerte es nicht.

Die Person lächelt Dir zu.

Es ist ein angenehmes, liebevolles Lächeln.

Du fühlst Dich angenommen, so wie Du bist.

Du fühlst Dich zu Hause.

Du fühlst Dich umsorgt und behütet.

Du steigst aus dem Boot aus und gehst auf die Person zu.

Vielleicht möchtest Du Dir vorstellen, dass Dich diese Person in den Arm nimmt?

Vielleicht möchtest Du diese Person in den Arm nehmen?

Vielleicht hast Du Dir Dein Kind vorgestellt und möchtest es gerne in Deinen Armen halten und wiegen?

Du möchtest es herzen und liebkosen.

Welche Empfindungen nimmst Du wahr?

Was fühlst und was spürst Du?

Kannst Du die Umarmung zulassen oder fällt es Dir schwer?

Wenn Du möchtest, kannst Du Dich zu dieser Person in das Gras setzen.

Du nimmst den Duft des Grases wahr und entdeckst vielleicht einen Grashüpfer.

Wenn Du möchtest, kannst Du auch das Gras berühren.

Welche Empfindungen löst dies bei Dir aus?

Bunte Schmetterlinge fliegen an Dir vorbei.

Vögel fliegen am Himmelszelt.

So wie es ist, ist es gut.

Du kannst Dich fallen lassen.

Du wirst immer ruhiger.

Du hörst Deinen Atem und den Atem der anderen Person.

Ruhig und gleichmäßig.

Vielleicht kannst Du auch eure Herzschläge wahrnehmen?

Wie fühlt sich das an?

Wie fühlt sich die Umarmung an?

Wie fühlt sich die Zweisamkeit an?

Fühle die Geborgenheit, die Vertrautheit, die zarten Bande zwischen euch.

Vielleicht ist es auch das Gefühl einer Freundschaft oder gar auch das Gefühl der Liebe?

Falls Du Dein Kind in den Armen hältst und berührst, was empfindest Du dabei?

Genieße diesen Moment.

Ruhe, Harmonie und Zuneigung.

Empfindungen und Berührungen.

Lasse diese Wörter auf Dich wirken.

Das fühlt sich gut an.

Kannst Du es wahrnehmen?

Kehre nun langsam mit geschlossenen Augen aus Deiner Fantasiewelt zurück.

Fühle Deine Arme und Beine.

Wenn Du möchtest, balle mit Deinen Händen eine Faust und löse diese dann wieder.

Bewege Deine Beine.

Räkle Dich und strecke Dich.

Öffne langsam wieder Deine Augen und komme zurück in Deine Welt.

Ich wünsche Dir Liebe und Geborgenheit in Deinem Leben.

Ich wünsche Dir Zeiten der Berührungen und der Empfindungen.

Ich bin mir sicher, wenn Du Dein Kind einmal in den Armen halten darfst, weißt Du wovon ich hier schreibe.

Bis dahin berühre Deinen Bauch und nimm diese positiven Empfindungen wahr.

Nimm dieses Wunderwerk als Geschenk an und sei dankbar dafür.

Hände auf dem Bauch

Für unsere heutige Entspannungsreise lade ich Dich ein, Dir es in der Rückenlage bequem zu machen.

Nimm Dir dafür ein paar Minuten Zeit.

Schließe Deine Augen, so kannst Du Dir selbst näher sein.

Bleibe mit Deiner Aufmerksamkeit bei Dir.

Stelle Deine Wahrnehmung auf „Empfangen" ein.

Fahre dafür Deine innere Antenne aus und nimm Dich selbst wahr.

Ich lade Dich auf eine kleine Körperreise ein.

Wenn Du in der Rückenlage verweilst, stelle Dir nun vor, jemand oder Du selbst legt eine Hand auf Deinen Bauch.

Du nimmst Kontakt zu Deinem Kind auf.

Gemeinsam nehmt ihr Kontakt zu dem Kind auf.

Kannst Du die Wärme spüren?

Spüre, wie diese Wärme, diese Energie von Deinem Bauchraum aufgenommen wird.

Dein Energiezentrum Bauch und der Solarplexus freuen sich darüber.

Du spürst, wie Du immer leichter loslassen kannst und der Muskeltonus in Deinem Körper sinkt.

Ruhe und Entspannung breiten sich in Deinem Körper aus.

Stelle Dir nun vor, dass sich ein Wärmekissen oder zwei Hände sanft auf Deine Schultern legen.

Spüre der sanften Berührung und der Wärme nach.

Spüre, wie Deine Schultern beginnen nach unten zu sinken.

Spüre, wie sich die muskuläre Anspannung im Schulterbereich zu lösen beginnt.

Es gleicht einer zärtlichen Geste, gleich dem Gefühl: „Es ist alles gut" und „Du bist nicht allein".

Spüre der Berührung und der Wärme nach.

Stelle Dir nun vor, dass sich ein Wärmekissen oder Hände auf Deinen Rücken legen.

Spüre der Berührung und der Wärme nach.

Lasse die Verspannungen in Deiner Rückenmuskulatur und in den Faszien los.

Du spürst, Du kannst immer leichter loslassen.

Dein Körper sinkt sanft in die Unterlage.

Wie fühlst Du Dich?

Lege nun Deine Hand auf Dein Herz und spüre die Wärme Deiner Hand.

Öffne Dein Herz und mit der Wärme schenkst Du Deinem Herzen neue Energie.

Spüre dieses wunderbare Organ, dass verlässlich für Dich schlägt.

Dein Herz wird gestärkt und Du spürst Deinen Herzschlag.

Gib nun Deinem Atem Raum, um sich auszudehnen.

Gib ihm den Platz in Deinem Körper, um Deine Energiezentren aufzutanken.

Nimm noch einmal Kontakt zu Deinem Baby auf.

Vielleicht warst Du gerade beim Ultraschall und Du hältst ein Bild Deines Kindes in den Deinen Händen.

Hole Dir dieses Bild vor Dein inneres Auge.

Scanne nun Dein Kind von oben bis unten.

Du erkennst seinen Kopf, die Arme, die Beine und den Rumpf.

Vielleicht lächelt es Dich auch schon an?

Schenke Deinem Kind Deine uneingeschränkte Aufmerksamkeit und gehe es in Gedanken, von den Fußspitzen bis zum Scheitelpunkt des Kopfes durch.

Sage Dir innerlich folgende Worte vor: „Es ist alles gut“.

Falls Dein Kind heute sehr unruhig ist, kannst Du ihm beruhigende Worte zuflüstern.

Entscheide aus dem Bauch heraus, was für Dich und Dein Kind heute gut ist.

Verweile hier für einen Moment.

Ich hole Dich dann wieder zurück.

PAUSE.

Komme wieder zu Deinem Platz zurück.

Spüre der Entspannung nach.

Lasse Deine Energie fließen - die 7 Chakren

Vielleicht bist Du ein spiritueller Mensch oder machst gerne Yoga?

Dann wird Dir diese Meditation gefallen.

Suche Dir einen ungestörten Platz für Deine Meditation.

Mache es Dir sitzend am Boden bequem oder setze Dich auf einen Stuhl.

Fühlst Du Dich gerade im Sitzen nicht wohl, wähle eine andere Ausgangsposition.

Lege Deine Hände auf Deinen Knien ab.

Lasse dabei Deine Handinnenflächen nach unten zeigen.

Oder falte die Hände in Deinen Schoß.

Sitze aufrecht, dass die Energie gut fließen kann.

Falls Du liegen solltest, finde Länge von den Fußspitzen bis zum Scheitelpunkt Deines Kopfes.

Wenn Du so weit bist, schließe Deine Augen.

Lenke Deine Aufmerksamkeit über Deinen Kopf.

Atme in den Bereich über Deinem Kopf ein.

Atme aus und lasse los.

Stelle Dir vor, über Deinem Kopf schwebt eine Schale.

In dieser Schale befindet sich ein helles Licht.

Dieses Licht schenkt Dir neue Energie.

Gehe mit Deiner Aufmerksamkeit nun zu Deinem Scheitel Chakra.

Atme in das Scheitel Chakra hinein.

Stelle Dir vor, wie aus der Schale über Deinem Kopf ein helles, weißes Licht auf Dich herabfließt.

Es taucht Deinen Scheitelpunkt in ein helles weißes Licht.

Lasse diesem Licht Zeit, die Energie über Deiner Kopfkrone zu verteilen.

Mit jeder Ausatmung fühlst Du Dich entspannter.

Mit jeder Einatmung nimmst Du neue Energie auf.

Gehe mit Deiner Aufmerksamkeit zu der Schale über Deinem Kopf zurück und spüre nach.

Wende Deine Aufmerksamkeit nun Deinem Baby zu.

Lenke Deine Aufmerksamkeit zum Kopf Deines Babys.

Stelle Dir vor, über dem Kopf Deines Babys schwebt eine Schale.

In dieser Schale befindet sich ein helles Licht.

Dieses Licht schenkt Deinem Kind Energie.

Stelle Dir vor, wie aus der Schale über dem Kopf des Kindes, ein helles, weißes Licht auf Dein Kind herabfließt.

Es taucht seinen Scheitelpunkt in ein helles, weißes Licht.

Lasse diesem Licht Zeit, die Energie über die Kopfkrone zu verteilen.

Mit jeder Ausatmung fühlt sich Dein Kind wohler.

Mit jeder Einatmung nimmt Dein Kind neue Energie auf.

Spüre dem nach.

Atme in den Bereich über Deinem Kopf ein.

Atme aus und lasse los.

Stelle Dir vor, über Deinem Kopf schwebt eine Schale.

In dieser Schale befindet sich ein helles Licht.

Dieses Licht schenkt Dir neue Energie.

Atme in das Stirn Chakra hinein.

Stelle Dir vor, wie aus der Schale über Deinem Kopf ein helles, indigoblaues Licht auf Dich herabfließt.

Es taucht Deine Stirn in ein helles, indigoblaues Licht.

Lasse diesem Licht Zeit, die Energie auf Deiner Stirn zu verteilen.

Mit jeder Ausatmung fühlst Du Dich entspannter.

Mit jeder Einatmung nimmst Du neue Energie auf.

Gehe mit Deiner Aufmerksamkeit zu der Schale über Deinem Kopf zurück und spüre nach.

Wende Deine Aufmerksamkeit nun Deinem Baby zu.

Lenke Deine Aufmerksamkeit zur Stirn Deines Babys.

Stelle Dir vor, über dem Kopf Deines Babys schwebt eine Schale.

In dieser Schale befindet sich ein helles, indigoblaues Licht.

Dieses Licht schenkt Deinem Kind Energie.

Stelle Dir vor, wie aus der Schale über dem Kopf des Kindes, ein helles, indigoblaues Licht auf Dein Kind herabfließt.

Es taucht seine Stirn in ein helles, indigoblaues Licht.

Lasse diesem Licht Zeit, die Energie über die Stirn des Kindes zu verteilen.

Mit jeder Ausatmung fühlt sich Dein Kind wohler.

Atme in den Bereich über Deinem Kopf ein.

Atme aus und lasse los.

Stelle Dir vor, über Deinem Kopf schwebt eine Schale.

In dieser Schale befindet sich ein helles Licht.

Dieses Licht schenkt Dir neue Energie.

Gehe mit Deiner Aufmerksamkeit nun zu Deinem Hals Chakra.

Atme in das Hals Chakra hinein.

Stelle Dir vor, wie aus der Schale über Deinem Kopf ein helles, blaues Licht auf Dich herabfließt.

Es taucht Deinen Kehlkopf und Deinen Hals in ein helles, blaues Licht.

Lasse diesem Licht Zeit, die Energie, um Deinen Hals und Kehlkopf zu verteilen.

Mit jeder Ausatmung fühlst Du Dich entspannter.

Mit jeder Einatmung nimmst Du neue Energie auf.

Gehe mit Deiner Aufmerksamkeit zu der Schale über Deinem Kopf zurück und spüre nach.

Wende Deine Aufmerksamkeit nun Deinem Baby zu.

Lenke Deine Aufmerksamkeit zum Kopf Deines Babys.

Stelle Dir vor, über dem Kopf Deines Babys schwebt eine Schale.

In dieser Schale befindet sich ein helles, blaues Licht.

Dieses Licht schenkt Deinem Kind Energie.

Stelle Dir vor, wie aus der Schale über dem Kopf des Kindes, ein helles, blaues Licht auf Dein Kind herabfließt.

Es taucht seinen Hals in ein helles blaues Licht.

Lasse diesem Licht Zeit, die Energie über den Hals des Kindes zu verteilen.

Mit jeder Ausatmung fühlt sich Dein Kind wohler.

Atme in den Bereich über Deinem Kopf ein.

Atme aus und lasse los.

Stelle Dir vor, über Deinem Kopf schwebt eine Schale.

In dieser Schale befindet sich ein helles Licht.

Dieses Licht schenkt Dir neue Energie

Gehe mit Deiner Aufmerksamkeit nun zu Deinem Herz Chakra.

Atme in das Herz Chakra hinein.

Stelle Dir vor, wie aus der Schale über Deinem Kopf ein helles, grünes Licht auf Dich herabfließt.

Es taucht Dein Herz in ein helles, grünes Licht.

Lasse diesem Licht Zeit, die Energie um Dein Herz herum zu verteilen.

Mit jeder Ausatmung fühlst Du Dich entspannter.

Mit jeder Einatmung nimmst Du neue Energie auf.

Gehe mit Deiner Aufmerksamkeit zu der Schale über Deinem Kopf zurück und spüre nach.

Wende Deine Aufmerksamkeit nun Deinem Baby zu.

Lenke Deine Aufmerksamkeit zum Kopf Deines Babys.

Stelle Dir vor, über dem Kopf Deines Babys schwebt eine Schale.

In dieser Schale befindet sich ein helles, grünes Licht.

Dieses Licht schenkt Deinem Kind Energie.

Stelle Dir vor, wie aus der Schale über dem Kopf des Kindes, ein helles, grünes Licht auf Dein Kind herabfließt.

Es taucht sein Herz in ein helles, grünes Licht.

Lasse diesem Licht Zeit, die Energie über dem Herzen des Kindes zu verteilen.

Mit jeder Ausatmung fühlt sich Dein Kind wohler.

Atme in den Bereich über Deinem Kopf ein.

Atme aus und lasse los.

Stelle Dir vor, über Deinem Kopf schwebt eine Schale.

In dieser Schale befindet sich ein helles Licht.

Dieses Licht schenkt Dir neue Energie

Gehe mit Deiner Aufmerksamkeit nun zu Deinem Nabel Chakra.

Atme in das Nabel Chakra hinein.

Stelle Dir vor, wie aus der Schale über Deinem Kopf ein helles, gelbes Licht auf Dich herabfließt.

Es taucht Deinen Nabel und Deinen Bauchraum in ein helles, gelbes Licht.

Lasse diesem Licht Zeit, die Energie in Deinem Bauchraum zu verteilen.

Mit jeder Ausatmung fühlst Du Dich entspannter.

Mit jeder Einatmung nimmst Du neue Energie auf.

Gehe mit Deiner Aufmerksamkeit zu der Schale über Deinem Kopf zurück und spüre nach.

Wende Deine Aufmerksamkeit nun Deinem Baby zu.

Lenke Deine Aufmerksamkeit zum Kopf Deines Babys.

Stelle Dir vor, über dem Kopf Deines Babys schwebt eine Schale.

In dieser Schale befindet sich ein helles, gelbes Licht.

Dieses Licht schenkt Deinem Kind Energie.

Stelle Dir vor, wie aus der Schale über dem Kopf des Kindes, ein helles, gelbes Licht auf Dein Kind herabfließt.

Es taucht seinen Bauchraum in ein helles gelbes Licht.

Lasse diesem Licht Zeit, die Energie über den Bauch Deines Kindes zu verteilen.

Mit jeder Ausatmung fühlt sich Dein Kind wohler.

Atme in den Bereich über Deinem Kopf ein.

Atme aus und lasse los.

Stelle Dir vor, über Deinem Kopf schwebt eine Schale.

In dieser Schale befindet sich ein helles Licht.

Dieses Licht schenkt Dir neue Energie

Gehe mit Deiner Aufmerksamkeit nun zu Deinem Sakral Chakra.

Atme in das Sakral Chakra hinein.

Stelle Dir vor, wie aus der Schale über Deinem Kopf ein helles, orangefarbenes Licht auf Dich herabfließt.

Es taucht Deinen Beckenboden und Dein Kreuzbein in ein helles, orangefarbenes Licht.

Lasse diesem Licht Zeit, die Energie, um Deinen Beckenboden und um Dein Kreuzbein zu verteilen.

Mit jeder Ausatmung fühlst Du Dich entspannter.

Mit jeder Einatmung nimmst Du neue Energie auf.

Gehe mit Deiner Aufmerksamkeit zu der Schale über Deinem Kopf zurück und spüre nach.

Wende Deine Aufmerksamkeit nun Deinem Baby zu.

Lenke Deine Aufmerksamkeit zum Kopf Deines Babys.

Stelle Dir vor, über dem Kopf Deines Babys schwebt eine Schale.

In dieser Schale befindet sich ein helles, orangefarbenes Licht.

Dieses Licht schenkt Deinem Kind Energie.

Stelle Dir vor, wie aus der Schale über dem Kopf des Kindes, ein helles, orangefarbenes Licht auf Dein Kind herabfließt.

Es taucht sein Kreuzbein in ein helles, orangefarbenes Licht.

Lasse diesem Licht Zeit, die Energie über dem Kreuzbein des Kindes zu verteilen.

Mit jeder Ausatmung fühlt sich Dein Kind wohler.

Atme in den Bereich über Deinem Kopf ein.

Atme aus und lasse los.

Stelle Dir vor, über Deinem Kopf schwebt eine Schale.

In dieser Schale befindet sich ein helles Licht.

Dieses Licht schenkt Dir neue Energie

Gehe mit Deiner Aufmerksamkeit nun zu Deinem Wurzel Chakra.

Atme in das Wurzel Chakra hinein.

Stelle Dir vor, wie aus der Schale über Deinem Kopf ein helles, rotes Licht auf Dich herabfließt.

Es taucht Dein Steißbein in ein helles, rotes Licht.

Lasse diesem Licht Zeit, die Energie um das Steißbein herum zu verteilen.

Mit jeder Ausatmung fühlst Du Dich entspannter.

Mit jeder Einatmung nimmst Du neue Energie auf.

Gehe mit Deiner Aufmerksamkeit zu der Schale über Deinem Kopf zurück und spüre nach.

Wende Deine Aufmerksamkeit nun Deinem Baby zu.

Lenke Deine Aufmerksamkeit zum Kopf Deines Babys.

Stelle Dir vor, über dem Kopf Deines Babys schwebt eine Schale.

In dieser Schale befindet sich ein helles, rotes Licht.

Dieses Licht schenkt Deinem Kind Energie.

Stelle Dir vor, wie aus der Schale über dem Kopf des Kindes, ein helles, rotes Licht auf Dein Kind herabfließt.

Es taucht sein Steißbein in ein helles, rotes Licht.

Lasse diesem Licht Zeit, die Energie über dem Steißbein zu verteilen.

Mit jeder Ausatmung fühlt sich Dein Kind wohler.

Stelle Dir nun vor, wie aus der Schale helles Licht auf Deinen Körper fließt.

Am Scheitelpunkt hat dieses Licht die Farbe Weiß.

Deine Stirn leuchtet in der Farbe Indigoblau.

Dein Hals leuchtet in der Farbe Blau.

Dein Herz leuchtet in der Farbe Grün.

Dein Nabel leuchtet in der Farbe Gelb.

Dein Kreuzbein leuchtet in der Farbe Orange.

Dein Steißbein leuchtet in der Farbe Rot.

Spüre in diese Farben hinein.

Lasse die Energie fließen und lasse alle Verspannungen los.

Du fühlst Dich ruhig, gelöst und entspannt.

Du bist ruhig, gelöst und entspannt.

Verweile hier noch für einen Moment.

Stelle Dir nun alle Farben für Dein Kind vor.

Am Scheitelpunkt hat dieses Licht die Farbe Weiß.

Die Stirn leuchtet in der Farbe Indigoblau.

Der Hals leuchtet in der Farbe Blau.

Das Herz leuchtet in der Farbe Grün.

Der Nabel leuchtet in der Farbe Gelb.

Das Kreuzbein leuchtet in der Farbe Orange.

Das Steißbein leuchtet in der Farbe Rot.

Spüre in diese Farben hinein.

Lasse die Energie fließen und lasse alle Verspannungen los.

Du fühlst Dich ruhig, gelöst und entspannt.

Du bist ruhig, gelöst und entspannt.

Verweile hier noch für einen Moment.

Ich hole Dich dann wieder zurück.

PAUSE.

Du kommst wieder an Deinem Platz an und öffnest langsam Deine Augen.

Verweile hier noch so lange wie Du möchtest, bis Du mit einer Aktivität startest.

Schön, dass es Dich gibt

Lege Dich bequem auf Deiner Unterlage ab.

Schließe Deine Augen, um ganz bei Dir sein zu können.

Bringe Dich in eine Position, in der Du ein paar Minuten verweilen kannst.

Zeit für Dich und Zeit für Deinen Körper.

Ich lade Dich nun ein an einen lieben Menschen oder an eine Gruppe von Menschen zu denken.

Was habt ihr schon alles zusammen unternommen?

Wie viel Spaß hattet ihr?

Habt ihr zusammen gelacht oder getanzt?

War es ein angenehmes Gefühl?

Habt ihr auch zusammen geweint?

Einen guten Menschen an seiner Seite zu haben ist wichtig.

Zu wissen es ist jemand für mich da.

Auf ihn kann ich mich verlassen.

Stelle Dir diese Verbundenheit nun einmal bildlich vor.

Was siehst du?

Vielleicht ein Bild der Zusammengehörigkeit?

Vielleicht ein Bild der Kraftschöpfung und des Mut Machens?

Es ist schön, einem oder mehreren solchen Menschen zu begegnen.

Vielleicht ist es an der Zeit, demjenigen bei einer guten Gelegenheit mal zu sagen: „Schön, dass es Dich gibt“.

Vielleicht auch nur mal „Danke“.

Es ist gar nicht so schwer.

Spüre hinein, was diese Geste bei Dir oder bei Deinem Menschen auslöst.

Ein angenehmes Gefühl?

Spüre noch einmal in Dich hinein.

Vielleicht wird Dir dabei warm um Dein Herz.

Öffne es und lasse es zu.

Genieße dieses schöne Gefühl.

Welches Gefühl entsteht in Dir, wenn jemand zu Dir sagt: „Schön, dass es Dich gibt“?

Du wirst angenommen, so wie Du bist.

Mit allen Ecken und Kanten.

Das ist ein schönes Gefühl.

Lege nun die Hände auf Deinen Bauch und nehme Kontakt zu Deinem Kind auf, wenn dies nicht schon längst geschehen ist.

Du freust Dich bestimmt auf Dein Kind.

Das kannst Du ihm gerne einmal sagen.

Schön, dass Du mich als Mama ausgesucht hast.

Schön, dass Du Deinen Papa ausgesucht hast.

Du freust Dich bestimmt schon auf eure erste Begegnung.

Ich bin mir sicher, Du wirst sagen: „Schön, dass es Dich gibt“.

Zu Dir sage ich jetzt ganz bewusst: „Schön, dass es Dich gibt“.

Verweile hier noch für ein paar Atemzüge und komm dann wieder im Hier und Jetzt an.

Die Wege des Lebens

Mache es Dir in Deiner Entspannungsposition bequem.

Ich lade Dich auf einen virtuellen Spaziergang ein.

Wenn Du möchtest, schließe dazu gerne Deine Augen.

Stelle Dir einen Weg in Deiner Fantasie vor.

Dieser Weg kann schmal oder weitläufig sein.

Dieser Weg kann bergig oder flach sein.

Du gehst gemütlich und langsamen Schrittes.

Du kommst an eine Weggabelung.

Entscheide spontan, welchen Weg Du einschlagen möchtest.

Du musst Dich entscheiden, ohne zu wissen, was auf Dich zukommt.

So ist auch der Weg des Lebens.

Manchmal wird es ein Weg sein, auf dem keine Stolpersteine liegen.

Ein Weg, der keine Herausforderungen für Dich bereithält.

Es ist der Weg des Alltags.

Eben und gleichmäßig.

Routiniert – ein Weg der Dir bekannt ist.

Wählst Du einen anderen Weg, hält er vielleicht Überraschungen bereit.

Kleine und große Stolpersteine, die es zu meistern gilt.

Unbequemlichkeiten und Anstrengungen, die zu bewältigen sind.

Doch wenn sie geschafft sind, entsteht ein Gefühl von Stärke, Kraft und Zufriedenheit.

Es ist egal, für welchen Weg Du Dich entscheidest.

Wichtig ist es, beide im Leben zu gehen.

Um Dein Leben zu leben.

Alltag, das immer Wiederkehrende.

Sicherheit und Routine gehören genauso zum Leben wie Herausforderungen.

Ohne Neues zu Lernen oder auszuprobieren, entsteht Stillstand.

Vielleicht auch Rückschritt.

Sei für Beides bereit.

Du hast auch einen neuen Weg eingeschlagen.

Du erwartest ein Kind.

Du stellst Dir selbst bestimmt viele Fragen.

In Dir entstehen Ängste.

Werde ich alles richtig machen?

Geht alles gut?

Du schlägst einen neuen Weg ein.

Es wird Stolpersteine geben und auch Harmonie.

Lasse Dir nichts einreden und entscheide aus Deinem Bauchgefühl heraus, was für Dich und Dein Kind gut ist.

Wenn Du einmal nicht weiterweist, hole Dir Hilfe.

Du bist die Mama und Du kennst Dein Kind am allerbesten.

Du wirst mit den Aufgaben wachsen und an Sicherheit gewinnen.

Du wirst Dich über das erste Lächeln Deines Kindes freuen und alles, was in seiner Entwicklung dazukommen wird.

Blicke positiv nach vorne.

Es haben schon so viele andere vor Dir geschafft.

Ich wünsche Dir gute Wegbegleiter an Deiner Seite, die für Dich da sind und Dich auch gegebenenfalls unterstützen.

Du bist eine starke Frau.

Du hast den Wunsch ein neues Leben auf die Welt zu bringen.

Glaube mir, dieser Moment ist einzigartig.

Fühle Dich nun umarmt und gestärkt.

Ich wünsche Dir von Herzen alles Liebe und Gute.

Bringe wieder eine sanfte Bewegung in Deinen Körper.

Räkle Dich und strecke Dich.

Öffne langsam wieder die Augen und finde in den Moment zurück.

Wirbelsäulenmeditation

Nimm nun eine für Dich entspannte sitzende Meditationshaltung ein.

Fühlst Du Dich im Sitzen nicht mehr wohl, finde eine andere Ausgangsposition für Dich.

Schließe gerne Deine Augen, um ganz bei Dir sein zu können.

Packe alles, was Dich belastet in einen Rucksack hinein und stelle diesen ganz weit weg von Dir.

Geräusche mögen kommen so wie die Wolken am Himmel.

Lasse sie einfach vorbeiziehen.

Lenke nun Deine Aufmerksamkeit auf Dein drittes Auge.

Das ist der Punkt zwischen Deinen Augenbrauen.

Verweile dort für einen Moment.

Wenn Deine Gedanken zur Ruhe gekommen sind, beginne mit einer Reise durch Deine Wirbelsäule.

Vielleicht drückt Dich heute der Rücken ein wenig und die Meditation kann Dir ein wenig Linderung verschaffen.

Stell Dir vor, Deine Wirbelsäule wird in ein helles Licht eingehüllt.

Man könnte auch sagen, mit einer Lichtaura umhüllt.

Dieses Licht schenkt Dir Energie, Kraft und Gesundheit.

Die Farbe dazu darfst Du Dir gerne selbst aussuchen.

Beginne nun an dem höchsten Punkt Deines Körpers.

Das ist Deine Schädeldecke.

Das Licht wird dort aufgenommen und verteilt sich um Deine ganze Wirbelsäule.

Lasse Dir dabei Zeit und beginne am Atlas und Axis.

Wandere weiter zu Deiner Halswirbelsäule.

Gehe weiter zur Brustwirbelsäule und anschließend zur Lendenwirbelsäule.

Die Reise des Lichts berührt Dein Kreuzbein und endet bei Deinem Steißbein.

Bedarf es an einer Stelle Deiner Aufmerksamkeit, dann schicke auch dort bewusst Deinen Atem hin und verweile für einen Moment.

Lasse Dir Zeit.

Wenn Du unten angekommen bist, nimm noch ein paar Atemzüge und spüre nach.

Öffne dann Deine Augen, um im Hier und Jetzt wieder anzukommen.

Spiegelbild

Komme in einer entspannten Position an Deinem Lieblingsplatz an.

Schließe Deine Augen und werde immer ruhiger und entspannter.

Lasse Deine Arme und Beine immer schwerer werden.

Lasse Deine Muskeln immer weicher werden.

Lasse Deinen Körper los.

Ein angenehmes Gefühl breitet sich in Deinem Körper aus.

Gedanken kommen und Gedanken gehen so wie die Wolken am Himmel.

Geräusche kommen und Geräusche gehen so wie die Wolken am Himmel.

Ein angenehmes Gefühl der Ruhe und Stille strömt durch Deinen Körper.

Zähle nun innerlich langsam von 5 bis 1.

Mit jeder Zahl kommst Du in einen tieferen Entspannungszustand.

Lasse uns beginnen.

5...4......3.......2......1..

Versuche nun innerlich einen positiven Gedanken zu fassen.

Einen Gedanken, der Wirklichkeit werden soll.

Vielleicht: „Ich bekomme ein gesundes Kind“.

PAUSE.

Stelle Dir nun vor, Du schlüpfst aus Deinem Körper.

Du stehst neben Dir und schaust Dich an.

Du siehst Dich entspannt auf Deinem Lieblingsplatz.

Schau Dich einmal genau an.

Wie nimmst Du Dich wahr?

Siehst Du Deine schönen, strahlenden Augen?

Nimmst Du Deinen Mund wahr?

Du siehst, wie sich ein Lächeln in Dein Gesicht zaubert.

Du siehst, wie sich Deine Schultern senken und entspannen.

Du strahlst Ruhe und Stille aus.

Du weckst Vertrauen.

Du bist einzigartig.

Was nimmst Du noch wahr?

Du merkst, Du hast Dich noch nie so genau betrachtet.

Sag einmal bewusst: „Ja“ zu Dir selbst.

Akzeptiere Dich so wie Du bist, und nimm Dich so an wie Du bist, und so ist es gut.

Du betrachtest Dich noch einmal von außen und bist mit Deinem Bild zufrieden.

Du schlüpfst wieder in Deinen Körper zurück.

Du fühlst Dich wohl.

Du atmest sanft ein und aus.

„Bin das wirklich ich gewesen?“

Du kannst es gar nicht glauben.

Nimm nun eine Verbindung zu Deinem Kind auf.

Lasse in Deiner Fantasie ein Bild entstehen.

Welche Werte und welche Eigenschaften möchtest Du Deinem Kind am liebsten mit auf den Weg geben?

Welche Wünsche hättest Du?

Schicke diese Wünsche in das Universum.

Du wirst sehen, was davon Wirklichkeit wird.

Wenn Du zu Dir selbst „Ja“ sagst, wirst Du es auch Deinem Kind vermitteln können.

Es wird viel von Dir abschauen und Dich nachmachen.

Es liegt an Dir.

Spüre dem nach.

PAUSE.

Öffne langsam wieder die Augen und nimm den Raum wahr, in dem Du Dich gerade befindest.

Bringe wieder Bewegung in Deinen Körper.

Du fühlst Dich ruhig, gelöst und entspannt.

Du fühlst Dich gestärkt und bestärkt.

Ich wünsche Dir, dass Du lernst, Dich so anzunehmen wie Du bist und so ist es gut.

Ich wünsche Dir, dass Du Dein Kind so annimmst wie es ist und so ist es gut.

Veränderungen

Nimm eine für Dich angenehme Position ein.

Eine Position, in der Du gut entspannen kannst.

Eine Position, in der Du gut verweilen kannst.

Eine Position, in der Du Dich wohl fühlst.

Vielleicht möchtest Du noch etwas verändern, damit Du Dich wohler fühlst?

Dann hast Du jetzt noch die Zeit dazu.

Bleibe nun ganz bei Dir oder folge meinen Worten.

In Deinem Leben stehen große Veränderungen an.

Dein Körper verändert sich und Du musst erst einmal lernen, mit Deinen Hormonen und Gefühlen umzugehen.

Vielleicht hast Du Wassereinlagerungen und wünscht Dir, diese einfach wegzaubern zu können?

Vielleicht ist Dein Kind nachtaktiv und raubt Dir den Schlaf?

Was kannst Du verändern, dass es Dir gut und immer besser geht?

Wir Menschen sind Gewohnheitstiere.

Unser Alltag wird oft durch unseren Terminkalender bestimmt.

Aufstehen, Frühstück, Beruf, Termine, Sport, Partner*in.

Familie, Urlaub und noch viel viel mehr.

Oft bleibt für uns selbst kaum mehr Zeit.

Was passiert mit uns, wenn plötzlich etwas dazwischenkommt?

Du bist schwanger geworden?

Das stand nicht in Deinem Terminkalender.

Das hast Du vielleicht noch nicht einkalkuliert.

Hast Du dafür jetzt Zeit?

Ist es finanziell möglich?

Hast Du genug Platz in der Wohnung oder im Haus?

Was muss noch alles vorbereitet werden?

Schaffe ich das?

Diese Fragen haben sich schon viele gestellt und dafür eine Lösung gefunden.

Das ist normal.

Dir bleibt nichts anderes übrig, denn diese Änderung lässt sich nicht verschieben.

Du musst lernen, sie anzunehmen, wie sie gerade kommt.

Ich bin mir sicher, Du schaffst das.

Ich wünsche Dir, dass es Dir gut gelingt.

Lerne diese Veränderung zu akzeptieren und anzunehmen.

Es ist ein großes Geschenk und ein Wunder.

Vielleicht hast Du auch die Möglichkeit anderen Deine Fragen zu stellen?

Deine Hebamme, Dein Arzt und Deine Freunde sind bestimmt für Dich da.

Nimm diese Herausforderung an.

Du bist ein starker Mensch.

Du schaffst es, Veränderungen in Deinem Leben anzunehmen.

Sei mutig und neugierig auf Veränderungen.

Nimm diese Veränderung an uns sehe darin etwas Positives.

Der Zauber und das Wunder der Geburt.

Ein neues Leben entsteht.

Du wurdest dafür auserwählt.

Nimm es an.

Ich wünsche Dir von Herzen alles Gute.

Entspannungswellen

Mache es Dir zuerst bequem.

Du kannst Dich hinsetzen oder Dich hinlegen.

Nimm Dir einen Moment Zeit, um Deinem Körper Aufmerksamkeit zu schenken und ihm eine kleine Verschnaufpause zu gönnen.

Spüre nach, ob Du angenehm sitzt oder liegst und wie Dein Rücken entspannt an der Lehne oder auf dem Boden ruht.

Verweile für einen Moment und beobachte Deine Atmung.

Du atmest ein und aus.

Der Atem geschieht ohne Dein Zutun.

Mit jedem Atemzug kehren mehr Ruhe und Entspannung in Deinen Körper ein.

Ein angenehmes Gefühl von Wärme und Ruhe breitet sich in Deinem Körper aus.

Schließe gerne Deine Augen, falls es nicht schon automatisch geschehen ist.

Ich lade Dich ein, meiner Stimme zu folgen.

Die Zeit gehört nur Dir.

Lasse uns gemeinsam mit der Reise beginnen.

Wenn Du möchtest, begleite mich nun auf eine Reise durch Deinen Körper.

Lasse uns beginnen.

Konzentriere Dich auf Dein linkes Hüftgelenk.

Spüre in das Gelenk hinein.

Atme tief ein und mit dem Ausatmen schicke eine Entspannungswelle vom linken Hüftgelenk, über das ganze linke Bein nach unten bis zum linken Fuß.

Wiederhole im Geist für 3 x: „Mein linkes Bein ist ganz entspannt".

Schicke Deine Aufmerksamkeit zu Deinem rechten Hüftgelenk.

Spüre in das Gelenk hinein.

Atme tief ein und mit dem Ausatmen schicke eine Entspannungswelle vom rechten Hüftgelenk, über das ganze rechte Bein nach unten bis zum rechten Fuß.

Wiederhole im Geist für 3 x: „Mein rechtes Bein ist ganz entspannt".

Konzentriere Dich auf Dein linkes Schultergelenk.

Spüre in das Gelenk hinein.

Atme tief ein und mit dem Ausatmen schicke eine Entspannungswelle vom linken Schultergelenk, über dem linken Arm bis zu den einzelnen Fingern der linken Hand.

Wiederhole im Geist für 3 x: „Mein linker Arm ist ganz entspannt.

Konzentriere Dich auf Dein rechtes Schultergelenk.

Spüre in das Gelenk hinein.

Atme tief ein und mit dem Ausatmen schicke eine Entspannungswelle vom rechten Schultergelenk, über dem rechten Arm bis zu den einzelnen Fingern der rechten Hand.

Wiederhole im Geist für 3 x: „Mein rechter Arm ist ganz entspannt.

Konzentriere Dich auf den Scheitelpunkt Deines Kopfes und lasse nun die Entspannungswellen den gesamten Körper nach unten fließen.

Vom Kopf bis zu Deinen Zehen.

Wiederhole im Geist für 3 x: „Mein Körper ist ganz entspannt".

Du bist ganz ruhig, gelöst und entspannt.

Du fühlst Dich gut.

Verweile hier noch für einen Moment und finde Dich im Jetzt und Hier wieder ein.

Gemütlichkeit

Mache es Dir so bequem wie möglich.

Räkle Dich mit der nächsten oder übernächsten Ausatmung und komme an Deinem Platz an.

Wenn Du möchtest, lege gerne die Hände auf Deinen Bauch.

Streichle liebevoll über Deinen Bauch und freue Dich am Heranwachsen Deines Kindes.

Vielleicht nimmt es auch gerade Kontakt zu Dir auf.

Ich lade Dich nun auf eine kleine Fantasiereise ein.

Vielleicht fährst Du gerne auf Wellness?

Wenn nicht, stelle Dir einfach ein Zimmer Deiner Fantasie vor.

Lasse ein Bild eines Hotelzimmers entstehen.

Du musst heute nicht auf den Geldbeutel schauen und hast Dir eine Suite geleistet.

Im Schlafzimmer steht ein großes Doppelbett.

Lasse nun das Bild vor Deinem geistigen Auge entstehen.

Welche Farben haben die Bettbezüge?

Aus welchem Material ist die Bettwäsche?

Seide oder Satin vielleicht?

Geld spielt heute keine Rolle.

Vielleicht ist es auch ein Himmelbett?

Ich glaube, es sieht bestimmt ganz schön aus.

Auf dem Bett liegen viele Kissen und laden Dich zum Verweilen ein.

Du folgst dieser Einladung und machst es Dir bequem.

Du nimmst den Duft des Raumes wahr.

Schließe dazu gerne Deine Augen.

Welcher Duft steigt Dir in die Nase?

Stelle Dir nun vor, Du bekommst Besuch.

Entscheide spontan, wer es sein soll.

Der Vater des Kindes?

Ein guter Freund?

Eine gute Freundin?

Ein Mensch Deiner Fantasie?

Das kannst Du selbst sein.

Das kann Dein Kind sein.

Nimm das entstehende Bild an und bleibe wertfrei.

Die Person lächelt Dir zu.

Du fühlst Dich wohl.

Möchtest Du vielleicht in den Arm genommen werden?

Möchtest Du gestreichelt werden?

Möchtest Du massiert werden?

In Deiner Fantasie ist alles möglich.

Du fühlst Dich wohl.

Dein Atem geht ruhig und gleichmäßig.

Kommen wir zur Person in Deiner Fantasie.

Gibt es zwischen euch Vertrautheit?

Ist es ein Band der Freundschaft?

Ist es das Gefühl der Liebe?

Fühlt es sich gut an?

Wird Dir warm um Dein Herz?

Spüre nun zu Deinem Kind.

Vielleicht hast Du dem Vater Deines Kindes an Deiner Seite.

Liebevoll legt er die Hand auf den Babybauch.

Du nimmst die Wärme wahr.

Vielleich war das Kind ein bisschen unruhig und kommt nun zur Ruhe.

Ihr könnt nun entspannen und auftanken.

Bald haltet ihr euer Kind in den Armen.

Das wird ein sehr schönes Gefühl sein.

Spüre dem nach.

Intensiviere Deine Atemzüge und finde wieder in die Realität zurück.

Entspannung für den Kopf

Finde Dich in einer für Dich entspannenden Position ein.

Wenn Du möchtest, schließe Deine Augen, um ganz bei Dir sein zu können.

Durch das Ruhen Deiner Augen in den Augenhöhlen kann sich Dein Kopf leichter entspannen und loslassen.

Ebenso Deine Nackenmuskulatur.

Ich lade Dich auf eine kleine Fantasiereise ein.

Ich würde mich freuen, wenn Du mich begleitest.

Stelle Dir vor, Du bist am Meer und gehst am Strand entlang spazieren.

Vielleicht taucht vor Deinem geistigen Auge eine Urlaubserinnerung als Bild auf.

Dann verwende gerne dieses Bild.

Du kannst Dir aber auch einen Ort Deiner Fantasie vorstellen.

Was Dir in diesem Moment leichter fällt.

Du genießt diesen Spaziergang am Meer.

Die Wellenbewegungen und das Rauschen des Meeres haben eine beruhigende Wirkung auf Dich.

Du genießt den warmen Sand unter Deinen Füßen.

Die Sonne schickt ihre wärmenden Strahlen auf Deinen Körper.

Ein angenehmer, kühlender Wind streicht sanft über Deine Stirn.

Deine Stirn ist angenehm kühl.
Die frische Luft tut Dir gut.

Du hältst Dein Gesicht in die sanfte Brise des Windes.

Dein Gesicht fühlt sich angenehm warm an.

Diese sanfte Brise fühlt sich wie ein sanftes Streicheln an.

Stelle Dir vor, Deine Schläfe wird sanft massiert.

Deine Kopfhaut wird angenehm berührt.

Dein Nacken wird sanft gestreichelt.

Ist das nicht ein schönes Gefühl?

Lasse Dein Gesicht vor Deinem geistigen Auge kleiner werden.

Kräusle alles zu Deiner Nasenspitze hin.

Deine Stirn, Deine Wangen, Deine Lippen und Dein Kinn.

Alles in Deinem Gesicht zieht sich klein zusammen.

Es sieht so aus, als ob Du in eine saure Zitrone beißt und eine Grimasse schneiden würdest.

Lasse mit Deiner nächsten oder übernächsten Ausatmung los und spüre nach.

Deine Stirn fühlt sich glatter und entspannter an.

Deine Augenlider liegen sanft über Deinen Augen.

Dein Ober- und Unterkiefer sind gelöst voneinander.

Deine Mundwinkel und damit Deine Lippen sind entspannt.

Deine Zunge liegt locker in der Mundhöhle.

Dein Gaumen liegt frei.

Deine Zunge hat einen Abstand zu Deinen Zähnen.

Deine Kopfhaut fühlt sich entspannt an.

Dein Gesicht ist entspannt.

Dein Kopf wird klarer.

Mit jeder Ausatmung werden die Kopfschmerzen leichter.

Mit jeder Ausatmung lösen sich die Verspannungen im Nacken.

Du atmest ein und aus.

Die Meeresluft tut Dir gut.

Du schaust auf das Meer hinaus.

Du beobachtest, wie die Wellen ans Ufer schwappen.

Du nimmst diese Wellenbewegung wahr.

Dein Atem passt sich dieser Bewegung an.

Ein und aus.

Mit jedem Atemzug entspannst Du mehr.

Dein Nacken ist strömend warm.

Deine Stirn ist entspannt.

Deine Augen sind entspannt.

Dein Mund und Dein Kiefer sind entspannt.

Deine Schläfen sind entspannt.

Deine Kopfhaut ist entspannt.

Dein Geist ist zur Ruhe gekommen.

Verweile hier für einen Moment.

Ich hole Dich dann wieder zurück.

PAUSE.

Verabschiede Dich von Deinem Spaziergang am Meer.

Du kannst ihn gerne einmal wiederholen, wenn er Dir gutgetan hat.

Komme nun langsam wieder an Deinem Platz an.

Wenn Du möchtest, lege Deinen Daumen nun sanft auf Dein drittes Auge.

Es befindet sich zwischen Deinen Augenbrauen.

Übe dreimal einen sanften Druck auf diese Stelle aus und spüre dem nach.

PAUSE.

Bringe eine sanfte Bewegung in Deinen Körper hinein.

Dies kann ein Räkeln, Strecken, Mobilisieren oder Dehnen sein.

Wenn Du möchtest, kannst Du Dir noch gerne selbst den Nacken und Deine Kopfhaut ein wenig massieren.

Wenn Du so weit bist öffne wieder Deine Augen.

Ich hoffe, Du fühlst Dich besser.

Entspannung für die Augen

Nimm eine für Dich entspannte Meditationshaltung im Sitzen ein.

Bei Bedarf lege Dir ein Kissen oder eine Decke unter Dein Gesäß, damit Du besser sitzen kannst.

Du kannst Deinen Rücken gerne an die Wand oder an eine Stuhllehne anlehnen.

Solltest Du eine Brille tragen, bitte ich Dich, sie abzunehmen und weit wegzulegen, damit sie nicht kaputt gehen kann.

Lege Dein Handy weit weg von Dir oder schalte es auf lautlos.

Diese Zeit gehört nur Dir.

Lasse in Deiner Wirbelsäule Länge entstehen, so weit Dir diese Aufrichtung möglich ist.

In unserer Wirbelsäule gibt es eine Energieleitbahn, sie wird auch Sushumna genannt.

Vielleicht ist es Dir aus dem Yoga bekannt.

Schließe sanft Deine Augen, um bei Dir bleiben zu können.

Äußerliche Ablenkungen sind so kaum möglich.

Lege Deine Hände in eine für Dich angenehmen Position ab.

Lasse Deinen Atem geschehen.

Gehe mit Deiner Aufmerksamkeit zu Deinen Augen.

Spüre Deine Augen hinter Deinen Augenlidern.

Diese Augenbewegung empfindest Du als angenehm.

Mit Deinem nächsten oder übernächsten Atemzug schließe Deine Augen.

Lasse Deinen Augen Zeit, sich daran zu gewöhnen.

Lasse Deinen Augen Zeit, in den Zustand der Entspannung zu kommen.

Deine Augen bleiben geschlossen.

Stelle Dir in Gedanken vor, Du schaust weit in die Ferne.

Lasse Dein Bild Deiner Fantasie entstehen.

Deine Augen bleiben dabei ganz entspannt.

Lasse Deine Augen weiterhin geschlossen und rolle Deine Augäpfel nach oben.

Als wie, wenn Du intensiv nach oben schauen würdest.

Finde anschließend wieder zur Mitte zurück.

Rolle Deine Augäpfel nach unten.

Dein Blick wandert nach unten und kommt wieder zur Mitte zurück.

Die Augenreise geht weiter.

Dein Blick wandert nach links und kommt wieder zur Mitte zurück.

Dein Blick wandert nach rechts und kommt wieder zur Mitte zurück.

Lasse Dir dabei Zeit.

Diese Bewegung geschieht in Deinem Tempo und in Deinem Bewegungsradius.

Deine Augen beginnen sich zu entspannen.

Öffne nun langsam wieder Deine Augen und spüre nach.

Lasse Deinen Blick nun mit offenen Augen in die Ferne schweifen.

Deine Augen bleiben dabei ganz entspannt.

Deinen Augen wandern mit ihrem Blick nach oben in Richtung Decke und finden wieder zur Mitte zurück.

Deine Augen wandern mit ihrem Blick nach unten in Richtung Boden und finden wieder zur Mitte zurück.

Deine Augen wandern mit ihrem Blick nach links und finden wieder zur Mitte zurück.

Deine Augen wandern mit ihrem Blick nach rechts und finden wieder zur Mitte zurück.

Du kannst ergänzend auch gerne diagonal nach oben und unten Deinen Blick schweifen lassen.

Spüre nach.

Deine Augen sind ganz entspannt.

Reibe nun Deine Handinnenseiten fest aneinander, bis das Gefühl von Wärme entsteht.

Lege anschließend Deine warmen Hände auf Deine geöffneten Augen und spüre nach.

Wiederhole diesen Vorgang gerne.

Wie fühlst Du Dich?

Wenn Du so weit bist, löse Deine Meditationshaltung auf.

Wärmende Wellen

Versuche nun eine mühelose und entspannte Haltung, in der Du die nächsten Minuten verweilen kannst, einzunehmen.

Schließe sanft Deine Augen und bleibe ganz bei Dir.

Nimm wahr, wie Du vom Boden getragen wirst.

Lasse die Gedanken und Geräusche vorbeiziehen, wie die Wolken am Himmel.

Bleibe ein ferner Betrachter ohne dem Nachzugehen.

Wandere mit Deiner Aufmerksamkeit zu Deinem Atem.

Nimm wahr, wie die Atemluft in Deinen Körper einströmt und wieder herausströmt.

Ein und aus.

Ganz ruhig und gleichmäßig.

Der Atem geschieht von allein, ohne Dein Zutun.

Stelle Dir Entspannung wie eine Welle vor.

Stelle Dir vor, wie diese Welle der Entspannung durch Deinen ganzen Körper geht.

Alles entspannt sich vom Kopf bis zu den Zehen.

Vielleicht betrachtest Du die Bewegung Deines Kindes einmal als eine Art Wellenbewegung.

Es fühlt sich auch manchmal so an.

Beginne nun bei Deinem Kopf.

Lasse die Welle hier entspringen.

Stelle Dir vor, wie Du bewusst die Verspannungen loslässt.

Deine Stirn glatt wird.

Die Muskeln um Deine Augenpartien herum entspannen sich.

Dein Kiefer entspannt sich.

Dein Mund öffnet sich ein wenig.

Die Hals- und Nackenmuskulatur entspannen sich.

Die Welle der Entspannung kommt bei Deinen Schultern an.

Sie breitet sich über Deine Schultern aus.

Es fühlt sich wie eine angenehme, sanfte Massage an.

Spüre nach.

Die Welle der Entspannung findet seinen Weg in Deine Arme und Hände.

Bis in jeden einzelnen Deiner Finger hinein.

Spüre nach, wie Deine Hände und Finger sich öffnen.

Spüre die Entspannung mit jedem Atemzug.

Die Welle macht sich weiter auf den Weg zu Deinem Oberkörper.

Sie umspült Deinen Brustkorb und auch Deinen Rücken.

Eine heilende Wärme breitet sich in Deinem Körper aus.

Eine Wärme, die sich auch in Deinen Organen verteilt.

Eine wohltuende Wärme.

Du lässt Deine Verspannungen los.
Die Welle bahnt sich ihren Weg weiter zu Deinem Unterkörper.

Sie umspült Dein Gesäß und Deine Hüften.

Der Weg geht weiter zu Deinen Beinen und Füßen.

Ferner zu Deinen Fußsohlen und jedem einzelnen, kleinen Zeh.

Du bist ruhig, gelöst und warm.

Dein Körper ist ruhig, gelöst und warm.

Du fühlst Dich wohl.

Finde sanft aus dieser Wellenreise zurück.

Atme einmal kräftig durch.

Vielleicht entsteht dabei ein tiefer Seufzer oder ein Gähnen.

Beginne sanft Deine Finger und Zehen zu bewegen.

Lasse Deine Hände eine Faust machen und öffne sie dann wieder.

Beginne Dich zu räkeln und zu strecken, wie beim morgendlichen Erwachen.

Ich hoffe, diese Wellenbewegung konnte Dir eine Linderung verschaffen.

Gedanken auf die Reise schicken

Du befindest Dich an einem Ort, an dem Du gut entspannen kannst.

Du machst es Dir im Sitzen oder in einer anderen Position bequem.

Mit jedem Atemzug wirst Du immer ruhiger und leiser.

Lenke Deinen Fokus nach innen.

Lasse Deinen Atem geschehen.

Lasse Deine Gedanken vorbeiziehen, wie die Wolken am Himmel.

Lasse Geräusche vorbeiziehen, wie die Wolken am Himmel.

Ich würde mich freuen, wen Du mich auf meine kleine Reise begleitest.

Folge meiner sanften und ruhigen Stimme.

Ich lade Dich ein, mich auf einen kleinen Spaziergang zu begleiten.

Du verlässt virtuell den Raum, in dem Du Dich befindest.

Du ziehst Dir eine Jacke und ein paar Schuhe an, bevor Du aus dem Haus gehst.

Vielleicht begegnest Du einigen Menschen auf Deinem Weg durch die Straßen.

In Deiner Fantasie ist alles möglich.

Vielleicht wirst Du freundlich gegrüßt oder angelächelt und Du erwiderst dies gerne.

Es ist schön angelächelt zu werden.

Du gehst aus dem Ort Deiner Fantasie hinaus und gelangst auf einen Feldweg.

In der Ferne kannst Du schon ein kleines Waldstück entdecken und sehen.

Wiesen säumen Deinen Weg und Blumen blühen am Wegesrand.

Welche Blumen kannst Du entdecken?

Welche Farben hält die Natur für Dich bereit?

Du überquerst eine kleine Brücke, unter der ein Bach verläuft.

Das Plätschern des Wassers wirkt beruhigend auf Dich.

Dieser Platz sieht sehr idyllisch aus.

Du entdeckst einen großen, wunderschönen Baum, mit dicken Ästen und grünen Blättern.

Er lädt Dich zum Verweilen ein.

Möchtest Du ihn vielleicht umarmen?

Spüre die Kraft und Energie des Baumes.

Der Baum gibt sie gerne an Dich ab.

Du setzt Dich unter den Baum und lehnst Dich an seinen Baumstamm.

Du sitzt im grünen Gras und die Mutter Erde trägt Dich.

Es ist ein warmer Sommertag.

Eine sanfte Brise lässt die Blätter in der Krone des Baumes rascheln.

Sonnenstrahlen bahnen sich einen Weg durch die Äste.

Es sieht sehr schön aus.

Du siehst die kräftigen Wurzeln des Baumes aus der Erde ragen.

Vielleicht zwitschern Vögel eine kleine Melodie für Dich in den Wipfeln des Baumes.

Du genießt diesen Moment.

Du bist ruhig, gelöst und entspannt.

Dein Atem ist ruhig, gelöst und entspannt.

Du greifst in Deine Tasche und entdeckst einen kleinen Zettel.

Dir ist danach etwas aufzuschreiben, was Dich gerade beschäftigt und durch den Kopf geht.

Vielleicht sind folgende Gedanken dabei:

Geht es meinem Kind gut?

Wie werde ich die Geburt empfinden?

Werde ich eine gute Mama sein?

Schaffe ich das alles?

Bin ich schon dazu bereit?

Auf Deinem Zettel ist viel Platz.

Das Schreiben beruhigt Dich und tut Dir gut.

Verweile hier für einen Moment.

Ich hole Dich dann wieder zurück.

Hat Dich das Schreiben zur Ruhe gebracht?

Dann erinnere Dich jetzt an Deine Kindheit zurück.

Nimm Deinen Zettel und bastle daraus ein Papierschiffchen.

Dein Blick geht zurück zur Brücke, unter der ein Bach fließt.

Du machst Dich dorthin auf den Weg.

Du übergibst Dein Schiffchen dem Wasser und Du beobachtest, wie Dein Papierschiffchen davon schwimmt.

Es nimmt Deine Ängste und Sorgen mit auf den Weg.

Du fühlst Dich erleichtert und befreit.

Das Plätschern des Wassers wirkt beruhigend auf Dich.

Ein Lächeln zaubert sich in Dein Gesicht.

Du hast das Gefühl, der Bach und der Baum konnten Deine Fragen positiv beantworten und Dir die nötige Kraft und Stärke mit auf Deinen Weg geben.

Du nimmst einen Atemzug und ein befreiendes Seufzen entsteht.

Schließlich ist es Zeit, sich wieder auf den Rückweg zu machen.

Du kommst wieder bei Dir zu Hause an.

Du ziehst die Jacke und die Schuhe wieder aus.

Du machst es Dir wieder in diesem Raum und auf Deiner Unterlage bequem.

Verweile hier noch für ein paar Atemzüge und spüre nach.

Du hast das Gefühl, es wird alles gut.

Das ist ein schönes Gefühl.

Bringe wieder Bewegung in Deinen Körper.

Öffne Deine Augen, um alles um Dich herum wieder wahrzunehmen.

Herzmeditation

Lasse uns auf die Entspannung vorbereiten.

Mache es Dir auf Deiner Unterlage bequem.

Lege Deine Beine in eine für Dich entspannten Position ab.

Lege Deine Arme in eine für Dich entspannten Position ab.

Ziehe Deine Schulterblätter unter den Körper und spüre, wie sich Dein Brustkorb leichter öffnen kann.

Bewege Deinen Kopf von rechts nach links und pendle ihn wieder mittig ein.

Finde eine angenehme Position für Deinen Kopf.

Möchtest Du Dir gerne unter Deinen Kopf ein Kissen legen, dann komme dem gerne nach.

Schließe Deine Augen, um ganz bei Dir sein zu können.

Während Du Deinen Körper in Ruhe bringst, lenke Deine Aufmerksamkeit nach innen.

Spüre Deinen Körper, so wie er auf der Unterlage aufliegt.

Wie geht es Deinem Körper?

Wie geht es Dir?

Wie geht es Deinem Baby?

Lasse dabei Deinen Atem geschehen.

Lenke Deine Aufmerksamkeit bewusst in Deine Herzgegend.

Spüre in die Aufrichtigkeit Deines Herzens hinein.

Was fühlst Du bei diesem Gedanken?

Anstatt Aufrichtigkeit kannst Du Dir auch das Wort Ehrlichkeit verwenden.

Was ist Dir wichtig?

Ist in Deinem Herzen Platz für die Liebe?

Wie fühlt es sich an, zu lieben und geliebt zu werden?

Hat Dein Herz schon eine Verbindung zu Deinem Baby aufgenommen?

Spüre in diesen Moment hinein.

Öffne Dein Herz für dieses schöne Gefühl, dass auch Wärme in unserem Körper entstehen lässt.

Spüre, wie wichtig Dein Herz für Dein Leben und dem Leben Deines Kindes ist.

Es schlägt, ohne dass Du etwas dazutun musst.

Für wen oder was schlägt Dein Herz?

Wer hat Zugang zu Deinem Herzen?

Öffne Dein Herz auch für Dich selbst und nimm Dich so an, wie Du bist.

Akzeptiere Dich so wie Du bist und so ist es gut.

Denn Du bist einzigartig.

Dich gibt es nur einmal auf der Welt.

Lenke Deine Aufmerksamkeit in Deinen Atem.

Atme ein und aus.

Versuche nun den Ausatem länger werden zu lassen als Deinen Einatem.

Stelle Dir vor, Du pustest eine Kerze aus.

Spüre wie Dein Atem durch die Nase einfließt und sanft aus Deinem Mund wieder ausströmt.

Spüre Deinen atmenden Körper.

Er versorgt auch Dein Kind mit Sauerstoff.

Entspanne Deinen Körper.

Entspanne Dein Gesicht.

Vielleicht entsteht gerade ein kleines Lächeln in Deinen Augenwinkeln oder um Deinen Mund herum.

Wenn Dein Gesicht entspannt ist und sich ein Lächeln in Dein Gesicht zaubert, öffnet sich auch Dein Herz.

Es kann Liebe fließen und Du kannst Liebe aufnehmen.

Legen nun Deine Hände auf Deinen Bauch und schicke bewusst Deine Liebe zu Deinem Kind, dass Du unter Deinem Herzen trägst.

Schicke ihm das Gefühl von Geborgenheit und Zärtlichkeit.

Schenke ihm das Gefühl, dass es freudig erwartet wird.

Verweile hier für einen Moment.

Genieße das Gefühl eurer Zweisamkeit.

Ich hole Dich dann wieder zurück.

PAUSE.

Bewahre Dir nun dieses schöne Gefühl der Verbundenheit.

Bewahre Dir die Liebe in Deinem Herzen.

Bringe nun wieder kleine Bewegungen in Deinen Körper.

Mobilisiere Deine Gelenke, dehne Dich oder strecke Dich.

Fühle Dich wohl in Deinem Körper und in Deinem Herzen.

Öffne wieder Deine Augen und bringe Dich langsam in eine sitzende Position.

Möge die Liebe in Deinem Herzen nie aufhören zu fließen.

Möge Dir Liebe im Leben entgegengebracht werden.

Danksagung

Ich möchte mich gerne bei meinem Verlag für die Idee zu diesem Buch bedanken. Ferner für alle Unterstützung, die mir immer zuteilwird.

Ferner bei meiner treuen Korrekturleserin Sonja Esser.

Danke an die Hebamme Lisa Stockmeier, die meine Fragen zu diesem Buch hilfreich beantwortet und mich so unterstützt hat.

Widmung

Dieses Buch ist meiner Tochter Ramona Rümelin gewidmet.

Es soll sie auf ihrem Weg der Schwangerschaft begleiten.

Kontakt zur Autorin:

Petra Silberbauer

ps.in.balance@web.de

YouTube Kanal:

Petra Balance

Homepage:

www.petrasilberbauer.de

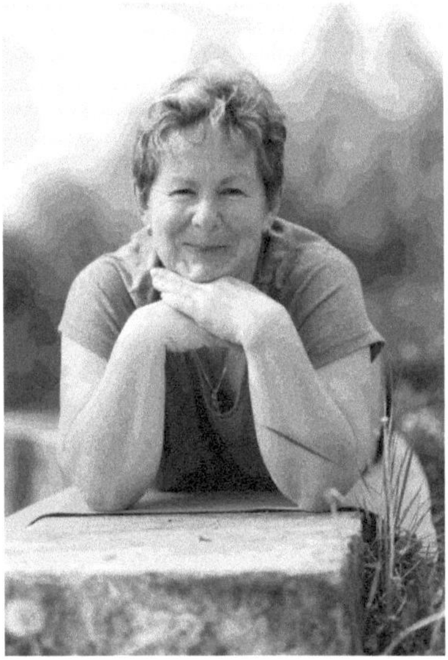

Mein Name ist Petra Silberbauer. Ich bin seit über 20 Jahren Trainerin in Sportvereinen und im Fitnessstudio. Nebenbei bin ich Ausbilderin und Referentin für den BTV, BLSV und BVS in München.

Das Thema Entspannung liegt mir sehr am Herzen.

Ich wurde gebeten, ein Buch für Schwangere zu schreiben. Dieser Aufforderung komme ich gerne nach, nachdem meine Tochter gerade schwanger ist.

Ich hoffe, ich habe die richtigen Worte gefunden.

Kolibri 360 GmbH
Ferdinand-Jühlke-Straße 7
99095 Erfurt, Deutschland
produktsicherheit@kolibri360.de

Druck:
CPI Druckdienstleistungen GmbH
im Auftrag der
Kolibri 360 GmbH
Ferdinand-Jühlke-Str. 7
99095 Erfurt